U0288011

中医药健康养生

中医养生经典
白话解丛书

生文化源远流长，古代养生名家与名著众多，
是非常珍贵的文化遗产，有待研究与挖掘。本丛书
精选古代中医养生的经典名著与名篇，从普及的角度进
行白话详解，为大众提供了一套以古代经典为依托的通俗性
养生读本。

优……的健康理念与
养生智慧。

本丛书选择了从……
的经典养生名著与名篇，通览本丛书，对中医药健康养生文
化可以有较系统全面的了解。

本丛书的详解，注意吸收学术界对相关著作的研究成
果，力求准确理解与通俗表达，体现学术性
与普及性的统一。

中医养生经典白话解丛书

总主编 郑 洪

《老老恒言》

白话解

主编

郑 洪

编委

宋悦洋 卢银兰

人民卫生出版社

北京

图书在版编目（CIP）数据

《老老恒言》白话解/郑洪主编 . -- 北京 ： 人民
卫生出版社，2025. 1. --（中医养生经典白话解丛书）.
ISBN 978-7-117-37484-2

Ⅰ. R161.7；R212

中国国家版本馆 CIP 数据核字第 202532WR80 号

人卫智网	www.ipmph.com	医学教育、学术、考试、健康，
		购书智慧智能综合服务平台
人卫官网	www.pmph.com	人卫官方资讯发布平台

中医养生经典白话解丛书

《老老恒言》白话解

Zhongyi Yangsheng Jingdian Baihuajie Congshu

《Laolao Hengyan》Baihuajie

主　　编：郑　洪
出版发行：人民卫生出版社（中继线 010-59780011）
地　　址：北京市朝阳区潘家园南里 19 号
邮　　编：100021
E - mail：pmph @ pmph.com
购书热线：010-59787592　010-59787584　010-65264830
印　　刷：北京汇林印务有限公司
经　　销：新华书店
开　　本：710×1000　1/16　印张：20
字　　数：298 千字
版　　次：2025 年 1 月第 1 版
印　　次：2025 年 2 月第 1 次印刷
标准书号：ISBN 978-7-117-37484-2
定　　价：75.00 元

打击盗版举报电话：**010-59787491**　E-mail：WQ @ pmph.com
质量问题联系电话：**010-59787234**　E-mail：zhiliang @ pmph.com
数字融合服务电话：**4001118166**　E-mail：zengzhi @ pmph.com

中医养生是具有中国特色的保健方式,是中国优秀传统文化的组成部分。当前人民生活水平不断提高,健康和保健备受关注,养生在卫生健康事业中的作用受到越来越多的重视。《"健康中国 2030"规划纲要》提出"发展中医养生保健治未病服务",要求大力传播中医药知识和易于掌握的养生保健技术方法,加强中医药非物质文化遗产的保护和传承运用,实现中医药健康养生文化创造性转化、创新性发展。这意味着养生文化的普及和推广已成为国家战略的一个组成部分。

要实现中医药健康养生文化的"双创",首先要继承好前人的优秀思想与实践经验。中医药健康养生文化源远流长,古代养生名家与名著众多,是非常珍贵的文化遗产,有待研究与挖掘。广大人民群众也迫切希望学习和实践传统养生经验精华。但由于古代养生著作均用文言文写成,不便于普通读者阅读。其中一些养生古籍名著虽然有现代学者的点校本和整理本,仍显得过于艰深。有鉴于此,本丛书编委会意图精选古代中医养生的经典名著与名篇,加以白话译解,为大众提供一套以古代经典为依托的通俗性养生读本,使普通读者能更好地认识中华民族的健康理念与养生智慧。

本丛书精选了 6 种最具代表性的中医养生经典,从普及的角度进行白话译解。包括《〈黄帝内经〉养生名篇白话解》《〈千金方〉养生名篇白话解》《〈寿亲养老新书〉白话解》

《〈东坡养生集〉白话解》《〈遵生八笺〉养生名篇白话解》《〈老老恒言〉白话解》6种。这6种著作的成书时间涵盖了从秦汉到明清，内容在养生学术方面也最具代表性。通览本丛书，对中医药健康养生文化可以有较系统全面的了解。

本丛书中的著作，有的并不是专门的养生著作。像《黄帝内经》《千金方》有大量医学内容，《东坡养生集》《遵生八笺》中有不少与养生关系不大的篇章。因本丛书旨在普及养生文化，故在编撰时作了甄选，具体情况在各分册中已有说明。此外，古代养生著作难免会有不符合现代价值精神的内容，为尽量保持原貌，只删去个别明显不妥的篇章，大部分原文仍然保留。读者们在阅读时应注意批评性地继承。

本丛书的译解，注意吸收学术界对相关著作的研究成果，力求准确理解与通俗表达，体现学术性与普及性的统一。但由于水平有限，一定还存在不足之处，诚望批评指正。

《中医养生经典白话解丛书》编委会
2021 年 12 月

前　言

　　《老老恒言》，又名《养生随笔》，是清代著名养生家、文学家曹庭栋（1699—1785 年）撰写的一部养生专著。曹氏字楷人，号六圃，自署慈山居士，浙江嘉善魏塘镇人，乾隆六年（1741 年）举人。他从小好学，擅长诗文。中年后绝意仕途，弹琴赋诗，绘兰画竹，著有《产鹤亭诗集》《隶通》《琴学内篇》《（琴学）外篇》《魏塘纪胜》《续魏塘纪胜》等，多被收入《四库全书》。

　　《老老恒言》主要针对老年人的养生而言。全书共五卷，第一、二卷主要从日常起居生活的衣食住行各方面叙述老人养生的正确方法，主张平和情志、调养心神、慎重起居、适应寒暑。第三、四卷介绍跟养生实践相关的一些日常生活物品，包括制作和使用方法。第五卷收录一百条粥谱，详细分析各种粥食的营养特色和烹煮方法，非常实用。《老老恒言》是老年养生的经典著作之一，也是中医养生教学临床及各界爱好养生人士的必读之书。本书以清乾隆三十八年癸巳自刻本为底本进行整理。需要说明的是，本书为古典著作，受历史背景与时代条件所限，书中部分内容已不适用于现代社会。对于提到食用保护动物，或涉及歧视女性等封建思想的部分，本书适当予以删减，若有未尽之处，还请读者注意甄别。

　　《老老恒言》一书充分体现了曹庭栋注重食养脾胃，主张平心静气，强调顺应自然，重视预防的养生思想。他认为"脾胃乃后天之本，老年更以调脾胃为切要""胃阳弱而百病生，脾阴足而万邪息"。老年人脾胃功能好，才能正常消化吸收饮食精微物质，保证人体获得足够的营养而健康长寿。于节制而言，他力主"量腹节所受"，根据自己的饭量食饮，宁少勿多，"凡食总以少为有益，脾易磨运，乃化精液，否则极补之物，多食反至受伤""加则必扰胃气"。尤其老年人牙齿脱落多，咀嚼力低，脾胃功能转弱，所以食物必须经过火化（烂煮）、口化（细嚼）、腹化（脾胃消化）等"三化"，才能被吸收。

所以他极力推荐粥食的食养方法。"粥能益人，老年尤宜"，每天吃一碗淡粥，能促进新陈代谢，使脾胃功能顺畅，令人身体强健，享受长寿。

他主张养静，认为养生的第一要务是养静。居住环境要静，心情要静，运动也是以静坐调息为主。以静求静，以动求静。他认为平心静气可以助人安然入睡，避免失眠，防止气逆不顺，情志纠结，做到知足常乐。"不见可欲，使心不乱"，保持乐观豁达，安心逍遥。

曹氏还强调顺应自然，如晒晒清晨的阳光，白天适度散步，尤其饭后食物停留胃中，必须"缓行数百步，散其气以输于脾"，促进食物消化。只是"饱食后不得急行，急行则气逆，不但食物难化，且致壅塞"。疲倦时要适当休憩，只是不要食毕即卧，因为"胃方纳食，脾未及化"，饭后就躺倒容易损伤脾胃。另外，他提倡春天看梅，秋天赏菊，根据不同季节放松身心。食物的滋味需与四季协调搭配，甚至饮食的适宜温度，也应顺从四时寒暑的自然变化。寒冬宜热食，酷夏宜凉食，只是生冷瓜果要少吃，因为"胃喜暖，暖则散，冷则凝，凝则胃先受伤，脾即不运"。

曹氏具有很强的防患意识，日常生活起居中的用品都考虑得极其周到，主张养生要适应日常生活习惯，要从日常生活的点点滴滴做起。

总而言之，曹庭栋结合自己的实践经验，对老年人生活中的各方面提出了诸多可贵的建议。全书所论，多有独到之处，而又浅近易行，切于实用。其引证书目遍及经史子集，甚为后人称道。

编者
2024 年 9 月

曹庭栋自序

【原文】

孟子言，老吾老以及人之老。庭栋久失怙恃[1]，既无吾老之可老，今吾年七十有五，又忽忽不觉老之及吾，宜有望于老吾者之使吾克遂其老也。嗣孙应谷，年甫弱龄，未能老吾之老，并不知吾之老。吾惟自知其老，自老其老而已。

老之法，非有他也。宋张耒[2]曰："大抵养生求安乐，亦无深远难知之事，不过起居寝食之间尔。"昨岁壬辰，自秋而冬，以迄今春，薄病缠绵，动多拂意，此正老态毕现。欲得所以老之法，能荟萃其类者，卒罕成书也。爰于卧室呻吟之余，随事随物留心体察，闲披往籍，凡有涉养生者，摘取以参得失，亦只就起居寝食琐屑求之。《素问》所谓"适嗜欲于世俗之常"，绝非谈神仙讲丹药之异术也。纵无解于老，亦自成其为老，更无待于老吾者。而所以老之法在是，而吾所以自老其老亦在是。随笔所录，聚之以类，题曰《老老恒言》。其中有力易办者，有力不易办者，有易办而亦非必办者，有不易办而不可不办者。概存其说，遂付梓以公诸世。是即所谓及人之老，可各竭其力，各老其老。俾老者起居寝食，咸获康宁之福，竟若不自知其老，优游盛世，以享余年。吾之老与人之老，得同为太平安乐之寿民，岂非大幸与！岂非大幸与！

乾隆三十八年岁在昭阳大荒落之涂月上浣慈山居士曹庭栋书于观妙楼

【注释】

[1] 怙恃: 指父母。《诗经·小雅·蓼莪》曰:"无父何怙,无母何恃。"后来用"怙恃"作为父母的代称。

[2] 张耒: 张耒(1054—1114年),字文潜,亳州谯县(今安徽亳州市)人。北宋时期大臣、文学家,人称宛丘先生、张右史,著有《柯山集》《宛丘集》。所引文字出自他所写的《粥记》。

【白话解】

孟子说:"赡养孝敬我的长辈,从而推及孝敬别人的长辈。"我很早失去双亲,已经没有自己的长辈可孝敬了。现在我七十五岁,不知不觉地年老问题已降临到自己身上,应当寄望于小字辈能使我实现安养愿望了。我的孙子应谷,刚刚成年,还无法赡养孝敬年老的我,并且也没有体察到我年纪大了。我只能是自知自己已老,自己安养老年而已。

安养老年的法则,没别的。宋代张耒说:"大概养生求得安乐,也没有高深难懂的大事,不外乎起居寝食的小事罢了。"从去年秋冬,直到今年春天,我一直身患小病,缠绵难愈,常常不如意,这正是衰老的表现。我想得到养老的方法,但很少有能够综合各类养生方法的书籍。于是我在卧室患病呻吟之余,就留心观察各类事物。阅读古籍时,凡是跟养生相关的,都摘录用作参考,但也只就起居寝食等琐碎事情来探求养生之道。《素问》所说的"在世俗常态中调节嗜好欲望",绝不是谈论神仙宣讲丹药的奇怪方术。即便无法消除衰老,也能自己调养来安老,又不用等待小字辈赡养。用来赡养老人的方法在此,而我用来自我安养的方法也在此。随笔记录的文字,经分类汇集,题名为《老老恒言》。其中有容易做到的,有不容易做到的,有容易做却不是非做不可的,有不容易做却不能不做的。总体上保存其观点,就付印而公之于世。这就是所说的推及其他老年人,人们能各尽其力,各自赡养老人,使老年人在起居寝食之间,都得到健康之福,好像不知道自己衰老一样,还能在太平盛世悠然自得地安享晚年。我这个老人和别人家的老人,都能同为太平安乐的长寿之人,怎么不是值得庆幸的事呢! 怎么不是值得庆幸的事呢!

乾隆三十八年,岁在癸巳农历十二月上旬,慈山居士曹庭栋著于观妙楼。

金安清序

【原文】

吾乡曹慈山先生，神仙中人也。曹氏自前明迄本朝，家世文学侍从[1]相继，鼎贵者百余年。己未、丙辰[2]，两次鸿博[3]，祖子顾少宰尔堪[4]、兄古谦明经庭枢[5]皆就徵。慈山亦为浙抚所延访，而辞之坚，故未与。先生幼有羸疾，俗所谓童子痨，终其身未出乡里，家素华腴，不问治生事，天性恬淡，虽博极群书，于经学、史学、词章、考据，无不通，而不屑蹈坛坫[6]标榜之习，朋侪[7]绝鲜，声华阒如[8]。辟园林于城中，池馆相望，有白皮古松数十株，风涛倾耳，如置身岩壑。终日焚香鼓琴，意致旷远，至九十余乃终。年届大耊，犹姬侍满前，不事药饵[9]，不希导引[10]，惟以自然为宗，故能颐养天和，克享遐寿。其所学不悖濂洛[11]，不师老庄，亦不旁涉二氏[12]，戛然为一家言。所辑《宋百家诗存》，及讲经各种，皆采入《四库全书》。此《老老恒言》二卷，乃自言其养生之道，慎起居，节饮食，切切于日用琐屑，浅近易行。而深味之，古今至理，实已不外乎此，引证书至数百种，可谓博而约矣。兵燹后板毁，乃为重梓问世。

先生当康、雍、乾三朝，为中天极盛之运，以布衣伏处山林，自达天德，同辈中如归愚、随园、箨石、山舟，虽年齿相埒[13]，而身心之泰，视先生远矣。三公万户，莫能易之。然使他人处先生之境，或有未甘暗淡至此。斯其所以为高，斯其所以不可及欤！

同治九年八月同里后学表从甥金安清谨识于武林舟次

【注释】

[1]文学侍从:指皇帝身边的秘书。清朝南书房行走、翰詹官员、内阁学士等都可称文学侍从。

[2]己未、丙辰:指康熙十八年(1679年)和乾隆元年(1736年),清朝在这两年举办过博学鸿词科。

[3]鸿博:指博学鸿词科,是科举考试制科之一种。不限制秀才举人资格,不论已仕未仕,凡是督抚推荐的,都可以到北京考试。考试后便可以任官。

[4]子顾少宰尔堪:曹尔堪(1617—1679年),字子顾,曾任翰林院编修。曹庭栋曾祖父曹尔坊之兄。少宰,官职名,明清为吏部侍郎的俗称。按:曹尔堪为清顺治九年(1652年)进士,九年后因"奏销案"下狱,是岁冬季归隐田园,并未有史料显示他参加过两次博学鸿词科考试。他的侄子曹鉴伦为康熙十八年(1679年)进士,曾任吏部侍郎,故金安清此句应指曹尔堪侄、曹庭栋祖父曹鉴伦。

[5]古谦明经庭枢:曹庭枢(1706—? 年),字古谦,号六芗、谦斋。曹庭栋胞弟。金安清称曹庭枢为曹庭栋兄长,应有误。明经,明清对贡生的尊称。

[6]坛坫(diàn):此指文坛。

[7]朋俦(chóu):朋辈,同伴。

[8]阒(qù)如:寂静貌。

[9]药饵:药物。

[10]导引:中国传统运动养生保健方法之一。包括躯体运动、呼吸运动和自我按摩等。

[11]濂洛:北宋理学的两个学派,"濂"指濂溪周敦颐,"洛"指洛阳程颢、程颐。

[12]二氏:指佛、道两家。

[13]埒(liè):等同。

【白话解】

　　我的同乡曹慈山先生，是个像神仙一样的人。曹氏从明代到本朝，家族中相继任文学侍从之类职位，已经显贵一百多年了。己未、丙辰年间，两次科举考试博学鸿词科，慈山的曾祖父少宰曹尔堪字子顾（实为祖父曹鉴伦）、兄长明经曹庭枢字古谦都考中。慈山也被浙江巡抚延请，可是他坚决推辞，所以未被授官。曹先生幼年患了俗话说的"童子痨"病，终身没有离开家乡。因为家族素来显贵，所以不需要谋求生计。他天性恬静淡泊，虽然博览群书，精通经学、史学、词章、考据之学，却不愿意遵循文坛夸耀标榜的习气，所以朋友很少，名声不显。他在城中开辟园林，池苑馆舍相对而望，有几十株白皮古松，听见风涛声，就像置身于山岩谷壑中。他整日焚香弹琴，意致高远，活到九十多岁。八十多岁时还妻妾满堂。他不服食药物，不做导引运动，只是推崇自然，所以能颐养天和，安享晚年。他的学问不背离理学道理，不效仿老子庄子，也不涉及佛道两家，而是自成一家。他所编辑的《宋百家诗存》及各种讲说经义的讲稿，都被收入《四库全书》。这本《老老恒言》二卷，是谈论他自己的养生之道，再三告诫注意起居、节制饮食等日用琐屑事项，内容浅显通俗容易施行。如果仔细体会，那么古今最高深的理论，也超不出这些了。他引用了几百种书籍证明，可说得上是内容广博，而言简意明了。战乱后该书刻板毁坏，于是重新刻印问世。

　　先生身处康熙、雍正、乾隆三朝，那是国势非常兴盛的时期，作为平民百姓隐居山林，自在地安享朝廷的仁德，同辈中的其他人如归愚、随园、箨石、山舟等，虽然年龄相近，而身心之安定平和，比先生差远了。这种健康安宁就是用官位财富也换不来的。然而即使他人处在先生的处境，或许也会有人不能如此安于恬淡。这就是他的高明之处，是别人比不上的地方啊！

　　同治九年八月，同乡后辈表从甥金安清谨记于杭州船中。

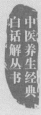

中医养生经典白话解丛书

目录

老老恒言

中医药健康养

生文化源远流长，古代养生名家与名著众多，
是非常珍贵的文化遗产，有待研究与挖掘。本丛书
精选古代中医养生的经典名著与名篇，从普及的角度进
行白话详解，为大众提供了一套以古代经典为依托的通俗性
养生读本，使普通读者能够很好地认识中华民族的健康理念与
养生智慧。

本丛书选择了从秦汉到明清时期在养生学术方面极其代表性
的经典养生名著与名篇，通览本丛书，对中医药健康养生文
化可以有较系统全面的了解。

本丛书的译解，注意吸收学术界对相关著作的研究成
果，力求准确理解与通俗表达，体现学术性
与普及性的统一。

卷一

安寝

少寐乃老年大患,《内经》[1]谓:"卫气[2]不得入于阴,常留于阳,则阴气虚,故目不瞑。"载有方药,罕闻奏效。邵子[3]曰:"寤则神栖于目,寐则神栖于心。"又曰:"神统于心。"大抵以清心为切要。然心实最难把捉,必先平居静养,入寝时将一切营为计虑,举念即除,渐除渐少,渐少渐无,自然可得安眠。若终日扰扰,七情[4]火动,辗转牵怀,欲其一时消释得乎?

【注释】

[1]《内经》:指《黄帝内经》,中医经典之一,一般认为成书于春秋战国至两汉时期,包括《素问》《灵枢》两部分。其书托名黄帝向臣子岐伯等讨教医学,以问答形式写成。

[2]卫气:气的一种。来源于水谷精气,其性剽悍,流动性强,运行于脉外,具有温养皮肤、腠理、肌肉,司汗孔开阖,保卫肌表的作用。

[3]邵子:指邵雍(1011—1077年),字尧夫,号安乐先生,谥康节。范阳(今河北涿州)人。北宋理学家、哲学家,与周敦颐、张载、程颢、程颐并称"北宋五子"。著有《皇极经世》《伊川击壤集》等。

[4]七情:中医指喜、怒、忧、思、悲、恐、惊七种情绪。

【白话解】

失眠是最令老年人忧心的事,《黄帝内经》说:"卫气进入不了阴分,常常停留在阳分,因此阴气虚,所以睡不着。"历来书中记载的治疗失眠的方药，很少听说有效果的。邵雍说："醒时精神停留于眼睛处，睡时精神停留于心神处。"又说："精神由心神统摄。"安眠大致上以清心为关键。然而心神实际最难把捉，必须在平日先行安居静心调养，入睡时抛除一切想法杂念，念头一起即去除，越除越少，越少越无，最后自然能安然入眠。如果每天心绪烦乱，七情妄动，内心辗转牵挂，却想入睡时一下子消解，这可能吗？

【原文】

《南华经》[1]曰："其寐也魂交。"养生家曰："先睡心，后睡目。"俱空言拟议而已。愚谓寐有操纵二法，操者，如贯想头顶，默数鼻息，反观丹田[2]之类，使心有所着，乃不纷驰，庶可获寐；纵者，任其心游思于杳渺无朕[3]之区，亦可渐入朦胧之境。最忌者，心欲求寐，则寐愈难。盖醒与寐交界关头，断非意想所及，惟忘乎寐，则心之或操或纵，皆通睡乡之路。

【注释】

[1]《南华经》：即《庄子》。先秦哲学、文学著作，为庄周及其后学的著作集，道家经典之一。

[2]丹田：道教内丹名词。分为上、中、下三丹田。上丹田又名"泥丸"，在两眉之间；中丹田又名"绛宫"，在胸口正中膻中穴处；下丹田位置说法不一，一般认为在脐下三寸关元穴处。此处应指下丹田。

[3]朕：征兆、迹象。

《庄子》说："睡眠时精神交接。"养生家说："先要心神入眠,然后才是闭目睡眠。"全都空谈罢了。我认为睡眠有收束和放纵两种方法。收束的方法,比如说将意念集中于头顶,默默数着鼻息,精神归守丹田之类,使心有所定念,思绪就不会杂乱奔驰,或许能入眠;放纵的方法,则是放任心思随意遨游于无边无际的地方,也可慢慢进入朦胧境界。最忌讳的是,内心越想睡,入睡就越难。大概在清醒与入睡的交界阶段,绝不是思想意识能够左右的,只有忘记睡觉这回事,那么心神或收束或放纵,都可通向睡乡之路。

【原文】

《语》[1]曰"寝不尸",谓不仰卧也。相传希夷[2]《安睡诀》:左侧卧,则屈左足,屈左臂,以手上承头,伸右足,以右手置右股间,右侧卧,反是。半山翁[3]诗云:"华山处士如容见,不觅仙方觅睡方[4]。"此果其睡方耶?依此而卧,似较稳适,然亦不得太泥,但勿仰卧可也。

【注释】

[1]《语》:指《论语》。

[2]希夷:即陈抟(? —989年),字图南,号扶摇子,宋太宗赐号希夷先生。亳州真源(今属河南)人,一说西蜀崇龛(今属四川)人。五代宋初道士、道教学者。著有《易龙图序》《无极图》等。

[3]半山翁:即王安石(1021—1086年),字介甫,号半山。抚州临川(今属江西)人。北宋政治家、文学家、思想家,"唐宋八大家"之一。著有《临川集》等。

[4] 华山处士如容见,不觅仙方觅睡方:王安石《无题》诗(一说出自陆游《午梦》诗)云"苦爱幽窗午梦长,此中与世暂相忘。华山处士如容见,不觅仙方觅睡方"。华山处士,即陈抟。《宋史》载"陈抟……移居华山云台观,又止少华石室。每寝处,多百余日不起"。

【白话解】

《论语》说"睡觉时不呈挺尸状",说的是不要仰卧。相传陈抟的《安睡诀》说:"向左侧卧就弯左脚和左臂,用手向上承接头部,伸直右脚,把右手放在右腿间。向右边侧卧就反过来。"王安石有诗说:"如果能见到华山处士陈抟,我不向他讨教成仙的法诀,而是寻觅入睡的良方。"这确实是陈抟的睡眠之方吗? 按照这个样子睡觉,似乎比较稳妥舒服,当然也不能太拘泥,只要不仰卧就好。

【原文】

《记·玉藻》[1]曰:"寝恒东首。"谓顺生气而卧也。《保生心鉴》[2]曰:"凡卧,春夏首向东,秋冬首向西。"愚谓寝处必安其常,《记》所云"恒"也。四时更变,反致不安。又曰:"首勿北卧。"谓避阴气。《云笈七签》[3]曰:"冬卧宜向北。"又谓乘旺气矣。按《家语》[4]曰:"生者南向,死者北首。皆从其初也。"则凡东西设床者,卧以南首为当。

【注释】

[1]《记·玉藻》:即《礼记·玉藻》。《礼记》,亦称《小戴礼记》,西汉儒学家戴圣编纂,是战国至西汉初年儒家礼仪著作的选集。《玉藻》篇记录了周代贵族衣着、饮食等方面的礼节规范,郑玄云:"名曰'玉藻'者,

以其记天子服冕之事也。"

[2]《保生心鉴》：导引养生著作，明代铁峰居士著。其书详列二十四节气导引图像，并按月令顺序分述各节气导引方法及主治病症。

[3]《云笈七签》：道教类书，北宋张君房编。

[4]《家语》：即《孔子家语》，原书已佚，今本为三国魏王肃收集、编撰而成。

【白话解】

《礼记·玉藻》记载："睡觉时保持头部向东。"说的是顺应生机之气而卧的意思。《保生心鉴》说："大凡睡觉，春夏两季头部应该向东，秋冬两季头部应该向西。"我认为睡觉一定要按平常习惯，《礼记》所说的"恒"，就是这个意思了。四季不断变换，反而会睡不安稳。又说："睡觉时头部不要向北。"说的是要躲避北方阴气。《云笈七签》说："冬天睡觉时应该向北。"又说要这样来承接旺盛的北气。查考《孔子家语》的提示："生者头向南，死者头向北。这是依从阴阳本源的做法。"那么大凡在东西厢房摆设床铺的，睡觉时以头朝南为妥。

【原文】

卧不安，易多反侧。卧即安，醒时亦当转动，使络脉流通。否则半身板重，或腰肋痛、或肢节酸者有之。按释氏戒律：卧惟右侧，不得转动，名吉祥睡。此及戒其酣寐，速之醒也，与老年安寝之道，正相反。

【白话解】

睡卧不安稳，容易翻来覆去。睡得即便很安稳，醒时也要转动身体，使络脉流通。否则会半身僵硬,或腰肋疼痛,或关节酸痛。考查佛家戒律:睡觉时只能向右侧,不能转动身体,这种睡法名叫吉祥睡。这是警戒睡得过熟,让人早点醒来,与老年人的安睡之道正好相反。

胃方纳食,脾未及化,或即倦而欲卧,须强耐之。《蠡海集》[1]曰:"眼眶属脾,眼开眶动,脾应之而动。"又曰:"脾闻声则动,动所以化食也。"按脾,与胃同位中州[2],而膜联胃左,故脉居右而气常行于左。如食后必欲卧,宜右侧以舒脾之气。《续博物志》[3]云:"卧不欲左胁。"亦此意。食远则左右胥宜。

【注释】

[1]《蠡海集》:明代王逵撰,为博物学著作。

[2]中州:古代称中原地区为中州。古人将五行与五方、五脏相配,脾居中央土位,运化水谷精微,灌溉四旁,故中医称"脾主中州"。此处指脾胃位置而言,意为脾胃位于人体中部。

[3]《续博物志》:宋代李石著,为晋代张华《博物志》之补充。内容包括天象、地理、鸟兽虫鱼、人物传记、神仙方术等。

【白话解】

胃里面刚装了食物,脾胃还没来得及消化,有时即使疲倦想睡,也必须强忍着。《蠡海集》记载:"眼眶属于脾,眼睛睁开,眼眶活动,脾就相应活动。"又提示:"脾听到声音就活动,活动是用来消化食物的。"查考脾,和胃同在身体中部,通过隔膜连接在胃的左边,所以脾脉在右边而脾气常行于左边。如果饭后一定要睡觉，应该向右侧身以舒缓脾气。《续博物志》说："睡卧不应该压迫左胁。"也是这个意思。饭后时间长的话，那么左、右侧卧都合适。

【原文】

觉须手足伸舒，睡则不嫌屈缩。《续博物志》云"卧欲足缩"是也。至冬夜愈屈缩则愈冷。《玉洞要略》[1]曰："伸足卧，一身俱暖。"试之极验。杨诚斋雪诗[2]云："今宵敢叹卧如弓。"所谓愈屈缩愈冷，非耶？

【注释】

[1]《玉洞要略》：此书未详。周守忠《养生月览》及高濂《遵生八笺》均引用过"冬夜伸足卧，则一身俱暖"一句，注出处为《金匮要略》，但今本《金匮要略》中无此句。

[2]杨诚斋雪诗：杨诚斋，指杨万里（1127—1206年），字廷秀，号诚斋。吉州吉水（今属江西）人。南宋文学家，与陆游、尤袤、范成大并称南宋"中兴四大诗人"。所引咏雪之诗原题为《霰》。

【白话解】

醒着时必须手脚伸展，睡着时就不妨弯曲。《续博物志》说"躺卧时最好让脚蜷缩起来"，就是这个意思。但到了冬天的夜晚，越缩成一团就越冷。《玉洞要略》说："伸直脚睡，全身都暖和。"我尝试后很有效果。杨万里咏雪诗句说："今晚可叹，睡得缩成一团。"通常说越缩成一团就越冷，不正是如此吗？

就寝即灭灯,目不外眩,则神守其舍。《云笈七签》曰:"夜寝燃灯,令人心神不安。"《真西山卫生歌》[1]曰:"默寝暗眠神晏如[2]。"亦有灭灯不成寐者,锡制灯龛,半边开小窦以通光,背帐置之,便不照耀及目。

【注释】

[1]《真西山卫生歌》:南宋真德秀撰写的养生歌诀。真德秀(1178—1235年),字景元,后改字景希,学界称其为"西山先生"。建州蒲城(今属福建)人。著名理学家、政治家。

[2]晏如:安宁、平静。

【白话解】

上床就关灯,如此眼睛不被外界迷惑,精神就能内守。《云笈七签》说:"晚上开灯睡觉,让人心神不定。"《真西山卫生歌》说:"默默就寝,暗室睡眠,精神安然。"也有关了灯睡不着的人,可用锡纸制成灯罩,半边开小洞来通光,背向床帐放置,就不会照到眼睛。

【原文】

寝不得大声叫呼。盖寝则五脏如钟磬不悬,不可发声。养生家谓"多言伤气",平时亦宜少言,何况寝时!《玉笥要览》[1]曰:"卧须闭口,则元气不出,邪气不入。"此静翕[2]之体,安贞之吉[3]也,否则令人面失血色。

【注释】

[1]《玉笥要览》：丘处机撰。丘处机（1148—1227年），字通密，道号长春子，登州栖霞（今山东栖霞）人。金元时期全真教道士。

[2] 翕（xī）：合，聚，和顺。

[3] 安贞之吉：安静而守正的吉祥。语出坤卦《象传》："安贞之吉，应地无疆。"

【白话解】

躺卧时不能大声呼叫。因为躺卧时五脏就像没挂起来的钟磬，不能出声。养生家认为多说话伤气，平时也要少说话，何况躺卧时！《玉笥要览》说："躺卧时须闭口，那么人的元气不外泄，外面的邪气也进不去。"这样身体安静闭合，才能平安吉祥，否则令人面无血色。

【原文】

头为诸阳之首[1]。《摄生要论》[2]曰："冬宜冻脑。"又曰："卧不覆首。"有作睡帽者，放空其顶，即冻脑之意。终嫌太热，用轻纱包额，如妇人包头式，或狭或宽，可趁天时，亦惟意所适。

【注释】

[1] 头为诸阳之首：头面部位置最高，是诸阳经会聚之处，阳气旺盛，故称"诸阳之首"。

[2]《摄生要论》：冰蟾子所撰养生著作。冰蟾子，或为吴陙，字华生，又字凝真，明清间人。

头面部是各条阳经会聚之处,阳气旺盛。《摄生要论》说:"冬天应该让头部凉快。"还说:"睡觉时不蒙头。"有人制作睡帽,将头顶空露,就是要让头部凉快的意思。如果终究嫌太热,可用轻纱包裹头部,就像妇女包头一样。纱布可窄可宽,可随着季节而定,只要舒服就行。

【原文】

腹为五脏之总,故腹本喜暖。老人下元虚弱[1],更宜加意暖之。办兜肚,将靳艾捶软铺匀,蒙以丝绵,细针密行,勿令散乱成块,夜卧必需,居常亦不可轻脱。又有以姜桂[2]及麝诸药装入,可治腹作冷痛。段成式[3]诗云:"见说自能裁衵肚,不知谁更着悄头。"注:衵肚,即今之兜肚。

【注释】

[1] 下元虚弱:指肾气虚或肾阳虚。此处指肾阳虚。

[2] 姜桂:干姜、肉桂。

[3] 段成式:段成式(约803—863年),字柯古,临淄(今属山东)人,唐代文学家、小说家。著有《酉阳杂俎》等。所引诗句出自他的《嘲飞卿七首》。

【白话解】

腹部是人体五脏的总汇之处,所以腹部本来就喜欢温暖。老年人肾阳虚弱,更应该注意保暖。可以制肚兜,方法是将艾草捣烂,均匀平铺,盖上丝绵,然后缝得密密实实,不要让它散乱成块,晚上睡觉时一定要戴上,平时起居也不要轻易脱下来。也有人把干姜、肉桂及麝香等药物装进去，可以治疗腹部冷痛等症。段成式有诗说："听见她说能裁剪袙肚，不知道有谁戴着她缝的头巾。"其注解说，袙肚就是现在的肚兜。

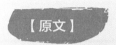

【原文】

　　兜肚外再加肚束，腹不嫌过暖也。《古今注》[1]谓之"腰彩"，有似妇人袜胸。宽约七八寸，带系之，前护腹，旁护腰，后护命门[2]。取益良多，不特卧时需之。亦有以温暖药装入者。

　　解衣而寝，肩与颈被覆难密，制寝衣如半臂，薄装絮，上以护其肩，短及腰，前幅中分，扣钮如常，后幅下联横幅，围匝腰间，系以带，可代肚束。更缀领以护其颈。颈中央之脉，督脉也，名曰"风府"，不可着冷。领似常领之半，掩其颈后，舒其咽前，斯两得之矣。穿小袄卧，则如式作单者，加于外。《说丛》云："《乡党》[3]：'必有寝衣[4]，长一身有半。'"疑是度其身而半之。如今着小袄以便寝，义亦通。

【注释】

　　[1]《古今注》：晋代崔豹撰。是一部解说诠释古代和当时各类事物的著作。

　　[2]命门：此处指命门穴。命门穴为督脉经穴，在第二腰椎棘突下凹陷中，后正中线上。

　　[3]《乡党》：指《论语·乡党》，记载了孔子的容色言动、衣食住行。

　　[4]寝衣：被子。《说文》："被，寝衣，长一身有半。"这里指睡衣。

肚兜外面可以再加一层腹束带，因为腹部是不怕过暖的。《古今注》称为腰彩，有点像妇女的肚兜。宽度大概七八寸，用带子绑住，在前可护腹，在旁可护腰，在后可护命门，非常有益，不只是睡觉时需要。也有人把温性的药物装进去的。

脱衣睡觉，肩膀和脖子不容易被盖密，可制一件半袖睡衣，薄薄地装些棉絮，上部可用来护肩，睡衣长到腰间，前面分开，扣上纽扣，后面下联横幅，围绕在腰间，用带子绑好，可用来代替腹束带。再装上领子用来保护脖颈。颈部中间的脉是督脉，这里穴位名曰"风府"，不能受凉。领子如一般衣领的一半，盖住后颈，使咽前舒展，这就一举两得了。穿着小棉袄睡觉，就做一条这样的领子，加在外面。《说丛》有提示："《乡党》说：'睡觉一定要有睡衣，长度一身有半。'"我怀疑是指测量其身长而减半。现在穿着小棉袄以方便睡觉，道理一样。

晨兴

老年人，往往天未明而枕上已醒。凡脏腑有不安处，骨节有酸痛处，必于此生气时觉之。先以卧功，次第行数遍（卧功见二卷《导引》内），反侧至再。俟日色到窗，方可徐徐而起。乍起慎勿即出户外、即开窗牖[1]。

【注释】

[1] 牖（yǒu）：窗户。

【白话解】

老年人，往往天没亮时躺着就醒了。大凡脏腑不安定，骨节酸痛，肯定在这阳气生发时感觉到。先做卧功，按顺序做几遍（卧功见第二卷《导引》内），反转身再做。等到太阳晒到窗户，才能慢慢起身。刚起身不要立即到户外活动，也不要立刻打开窗户。

【原文】

春宜夜卧早起，逆之则伤肝；夏同于春，逆之则伤心；秋宜早卧早起，逆之则伤肺；冬宜早卧晏起，逆之则伤肾。说见《内经》，养生家每引以为据。愚谓倦欲卧而勿卧,醒欲起而勿起,勉强转多不适。况乎日出而作,日入而息,昼动夜静,乃阴阳一定之理,似不得以四时分别。

【白话解】

春天应当晚睡早起,否则会损伤肝气;夏天跟春天一样,否则会损伤心气;秋天应该早睡早起,否则会损伤肺气;冬天应当早睡晚起,否则会损伤肾气。这种说法见于《黄帝内经》,养生家常常引以为依据。我认为累了想睡而不去睡,醒了想起而不能起,像这样勉强去做反而不合适。何况人们日出劳作,日落休息,白天活动,夜晚安静,这是取法阴阳的固定规律,似乎不能因四季而有所分别。

【原文】

冬月将起时,拥被披衣坐少顷,先进热饮,如乳酪、莲子圆枣汤之属,以益脾;或饮醇酒,以鼓舞胃气。乐天[1]诗所谓"空腹三杯卯后酒"也。然亦当自审其宜。《易》"颐"卦《象》[2]曰:"'观颐',观其所养也;'自求口实',观其自养也。"

【注释】

[1]乐天:指白居易(772—846年),字乐天,号香山居士。原籍太原,后迁下邽(今陕西渭南)。

[2]《象》:此指《周易·象辞传》《易传》之一,分上、下两部分,用于解释《周易》的卦名、卦辞和卦义。颐卦的卦辞为:"贞吉。观颐,自求口实。"

冬天快要起床时,围着被子披衣坐一会儿,先喝些热饮,如乳酪、莲子桂圆红枣汤之类,用来补脾;或者喝些醇酒,用来鼓舞胃气。白居易诗中有"早晨空腹喝三杯酒"说的就是这个。当然也要考虑是否适合自己。《周易》"颐"卦的《象辞传》说:"'观颐',是说观察颐养的对象;'自求口实',是说观察自我保养的方法。"

【原文】

晨起漱口,其常也。《洞微经》[1]曰:"清早口含元气[2],不得漱而吐之,常以津漱口,即细细咽津。"愚谓卧时终宵呼吸,浊气上腾,满口粘腻,此明证也。故去浊生清,惟漱为宜。《仲贤余话》曰:"早漱口,不若将卧而漱。"然兼行之,亦无不可。

【注释】

[1]《洞微经》:指《上清洞微经》,道教著作。

[2]元气:又称"原气",以先天精气为基础,依赖后天精气充养,而根源于肾的气,是生命活动的原动力。

【白话解】

早晨起身漱口,这是日常事项。《洞微经》说:"清早口中含元气,不能漱口将它吐出,要经常用口中津液漱口,随即慢慢吞咽口中津液。"我认为人睡觉时整晚呼吸,浊气上蒸,满口黏腻就是证明。所以要清除浊气、生养清气,唯有漱口才合适。《仲贤余话》说:"早晨漱口,不如临睡前漱口。"然而早晚都漱,也没什么不妥。

漱用温水,但去齿垢。齿之患在火,有擦齿诸方,试之久俱无效。惟冷水漱口,习惯则寒冬亦不冰齿,可以永除齿患。即当欲落时,亦免作痛。鬃刷不可用,伤辅肉也,是为齿之祟。《抱朴子》[1]曰:"牢齿之法,晨起叩齿三百下为良。"

【注释】

[1]《抱朴子》:东晋葛洪撰写的道教论著。分为内、外两篇,全面总结了晋代之前的道教思想和理论。葛洪(约281—341年),字稚川,号抱朴子,丹阳句容(今属江苏)人,东晋道教学者、炼丹术士、医学家。

【白话解】

漱口用温水,只能去除齿垢。牙齿得病,常常是因为有火,有各种擦齿药方,我试了很久,都没有效果。唯独用冷水漱口,习惯后就是大冬天也不会感到齿寒,而且可以永远去除齿病。即使牙齿要脱落,这样也可免除疼痛。动物鬃制的牙刷不能用,它会损伤牙肉,成为牙齿的祸害。《抱朴子》说:"坚固牙齿的方法,以早晨起床叩齿三百下最好。"

【原文】

日已出而霜露未晞[1],晓气清寒,最易触人。至于雾蒸如烟,尤不可犯。《元命包》[2]曰"阴阳乱则为雾",《尔雅》[3]曰"地气发,天不应曰雾",《月令》[4]曰"仲冬行夏令,则氛雾冥冥",其非天地之正气可知。更有入鼻微臭,即同山岚之瘴[5],毒弥甚焉。《皇极经世》[6]曰:"水雾黑,火雾赤,土雾黄,石雾白。"

【注释】

　[1] 晞(xī):干,干燥。

　[2]《元命包》:指《春秋元命苞》,汉代纬书。

　[3]《尔雅》:中国最早的词典,儒家经典之一。

　[4]《月令》:指《礼记·月令》。

　[5] 山岚之瘴:山中雾露弥漫,湿热蒸腾而成的致病邪气。

　[6]《皇极经世》:术数著作,北宋邵雍撰。

【白话解】

　　太阳出来了而霜露未干,早晨气候清寒,最容易触犯伤人。如果雾气如烟一样弥漫,更加不能触犯。《元命苞》说"阴阳混乱就化为雾气",《尔雅》说"地气生发,天气不呼应就产生雾",《礼记·月令》说"冬天的第二个月,却像夏天时令一样反暖,则雾气蒙蒙",由此可知它不是天地间正常气象。更有雾气入鼻微微腥臭,跟山岚的瘴气一样,毒性很大。《皇极经世》说:"属水的雾气黑,属火的雾气红,属土的雾气黄,属石的雾气白。"

【原文】

　　每日空腹,食淡粥一瓯,能推陈致新[1],生津快胃,所益非细。如杂以甘咸之物,即等寻常饮食。扬子云《解嘲》[2]文云"大味必淡";《本草》[3]载有《粥记》[4],极言空腹食粥之妙;陆放翁[5]诗云:"世人个个学长年,不悟长年在目前。我得宛邱平易法,只将食粥致神仙。"

【注释】

[1] 推陈致新：排除陈旧的，生出新的来，这里指身体的新陈代谢。

[2]《解嘲》：扬雄所作文赋。扬雄（前53—18年），字子云，蜀郡成都（今四川成都）人。西汉文学家，著有《太玄》《甘泉赋》等。

[3]《本草》：我国古代药物学著作通称为本草，此处可能指李时珍《本草纲目》，书中收录有《粥记》。

[4]《粥记》：指北宋张耒撰《粥记赠邠老》。

[5] 陆放翁：指陆游（1125—1210年），字务观，号放翁。越州山阴（今浙江绍兴）人。南宋文学家、史学家。著有《剑南诗稿》《渭南文集》等。

【白话解】

每天空腹，喝一碗淡粥，能促进新陈代谢，滋生津液，令脾胃爽快，益处很大。如果佐以甘咸的东西，就跟寻常饮食一样了。扬雄《解嘲》文说"真出的味道一定是淡味"；《本草》载有《粥记》，极力说空腹食粥的好处；陆游作诗说："世人都在学习长寿之道，却没有领悟到长寿的方法就在眼前。我得到了宛邱张耒平实简易的养生方法，只需要喝粥就可以像神仙一样长寿。"

【原文】

清晨略进饮食后，如值日晴风定，就南窗下，背日光而坐，《列子》[1]所谓"负日之暄"也。脊梁得有微暖，能使遍体和畅。日为太阳之精，其光壮人阳气，极为补益。过午阴气渐长，日光减暖，久坐非宜。

【注释】

[1]《列子》: 相传为战国时期列御寇著, 已佚, 今本为魏晋时伪作。

【白话解】

清晨略进饮食后, 如果碰上风和日丽, 去到南边窗下, 背向日光而坐, 《列子》所说的"背负太阳的温暖"就是如此。脊梁感到微暖, 能使全身和畅。日光是太阳的精华, 它的光芒能够强壮人体阳气, 最有补益作用。过了正午阴气慢慢增长, 日光渐渐减少暖意, 就不适合久坐了。

【原文】

长夏[1]晨兴, 勿辄进食以实胃。夏火盛阳, 销烁肺阴, 先进米饮以润肺, 稼穑[2]作甘, 土能生金也。至于晓气清凉, 爽人心目, 惟早起乃得领略。寒山子[3]曰: "早起不在鸡鸣前。"盖寅时初刻, 为肺生气之始, 正宜酣睡; 至卯气入大肠, 方可起身, 稍进汤饮; 至辰气入胃, 乃得进食。此四时皆同。

【注释】

[1] 长夏: 指夏季最后一个月, 或四季末各十八天。此处取第一种含义。

[2] 稼穑: 耕种、收获, 泛指农业劳动, 或代指农作物。此处指农作物。

[3] 寒山子: 唐代诗僧, 寓居浙江天台山。

【白话解】

炎热的夏天,早上起床不要立即进食而使胃充实。因为夏天火旺,阳气强盛,消损肺阴,所以先喝些米浆润肺,农作物多为甘味,属土,能生肺金。至于清晨之气清凉,今人心目清爽,只有早起才能领略。寒山子说:"早起不应该在鸡鸣前。"因为寅时(3~5时)一刻,是肺气开始生发之时,正应当酣睡;等到卯时(5~7时)生气进入大肠,才能起身,稍微喝些汤水;等到辰时(7~9时)生气入胃,才能吃饭。这个规律四季是一样的。

盥洗

　　盥,洗手也。洗发曰"沐",洗面曰"靧",洗身曰"浴",通谓之"洗"。养生家言"发宜多栉[1],不宜多洗,当风而沐,恐患头风[2]",至年老发稀,沐似可废。晨起先洗面,饭后,午睡后,黄昏后,俱当习以为常。面为五脏之华,频洗所以发扬之。《太素经》曰"手宜常在面",谓两手频频擦面也,意同。

【注释】

　　[1] 栉(zhì):梳头。
　　[2] 头风:头痛。

【白话解】

　　盥,是洗手;洗头叫沐;洗脸叫靧;洗身叫浴;通称为洗。养生家提示"头发应该多梳,不应该多洗,对着风洗头,恐怕会患头风病",等到年老时头发稀落,似乎可以不用洗头了。早晨起身先洗脸,饭后、午睡后、黄昏后,都应该养成洗脸的习惯。面部是五脏华彩呈现之处,经常洗脸可以使它更加焕发光彩。《太素经》说"手应当常在脸上",说的是两手要频频擦脸,用意跟经常洗脸一样。

冬月手冷,洗以热水,暖可移时,颇胜烘火。《记·玉藻》曰:"日五盥。"盖谓洗手不嫌频数耳。又《内则》[1]云:"三日具沐其间,面垢燂[2]潘请靧,足垢燂汤请洗。"燂,温也;潘,淅[3]米汁也,即俗所谓米泔水。

【注释】

[1]《内则》:即《礼记·内则》,主要记载家庭中的礼仪规范。

[2]燂(tán):烧热。

[3]淅:淘(米),用水洗(米)。

【白话解】

冬天手冰凉,用热水洗手,可以保暖一段时间,比烤火要强。《礼记·玉藻》说:"一天洗五次手。"大概是说洗手不嫌多吧。另外《礼记·内则》说:"三日洗一次头,中间如脸上有污垢就烧热淘米水洗脸,脚上有污垢就烧热水洗脚。"燂,是"温"的意思;潘,是指淘米水,就是俗话说的米泔水。

【原文】

洗面水不嫌过热,热则能行血气,冷则气滞,令人面无光泽。夏月井水阴寒,洗手亦恐手战,寒透骨也。《玉藻》曰:"沐稷[1]而靧粱[2]。"注:沐稷,以淅稷之水洗发;靧粱,以淅粱之水洗面,皆泔水也。泔水能去垢,故用之。去垢之物甚多,古人所以用此者,去垢而不乏精气,自较胜他物。

【注释】

　　[1]稷:谷物名,指粟或黍属。

　　[2]粱:谷物名,指高粱,或粟的优良品种。

【白话解】

　　洗脸的水不怕过热,热能够使血气畅行,水冷就使血气阻滞不通,让人面无光泽。夏天井水阴寒,洗手也担心手颤抖,因为寒凉透骨。《礼记·玉藻》说:"沐稷而靧粱。"注解:沐稷,用淘洗稷米之水洗发;靧粱,用淘洗高粱之水洗脸,这些都是泔水。泔水能去除污垢,所以取用。去除污垢的东西很多,古人用洗米水的原因,是它能去除污垢而又含有精气,自然比其他东西好些。

【原文】

　　浴必开发毛孔,遍及于体,如屡屡开发之,令人耗真气。谚云:"多梳头,少洗浴。"盛夏亦须隔三四日方可具浴,浴后阳气上腾,必洗面以宣畅其气;进饮食,眠少顷而起。至浴时易冒风邪[1],必于密室。

【注释】

　　[1]风邪:外感病邪之一,具有善行数变、清扬开泄的特征。

【白话解】

　　洗澡肯定使全身毛孔扩张,如果屡屡扩张毛孔,会损耗人体真气。谚语说:"多梳头,少洗浴。"盛夏也应该隔三四天才能全身洗浴。洗澡后人体阳气上腾,必须洗脸来使阳气宣流畅通;接着吃些东西,睡一会儿再起身。洗澡时容易触犯风邪,所以必须在密封的房间里洗。

《记·内则》云:"五日则燂汤请浴。"盖浴水不可太热,温凉须适于体,故必燂汤。或浴久汤冷,另以大壶贮热者,置于浴盆旁,徐徐添入,使通体畅快而后已。《云笈七签》曰:"夜卧时,常以两手捼摩身体,名曰'干浴'。"

【白话解】

《礼记·内则》说:"每隔五日就烧水洗澡。"洗澡水不能太热,温凉度必须符合自己的身体,所以必须烧热水。有时洗澡时间长,热水凉了,要另外准备一个大水壶装着热水,放在浴缸旁,慢慢添入,使周身畅快才好。《云笈七签》说:"晚上睡觉时,经常用两手摩擦身体,这种做法叫干浴。"

【原文】

《四时调摄论》[1]曰:"饥忌浴。"谓腹虚不可复令耗气耳;又曰:"枸杞煎汤具浴,令人不病不老。"纵无确效,犹为无损。至有五枝汤[2],用桃枝、柳枝之属,大能发汗,乏人精血。或因下体无汗,用以洗足。

【注释】

　[1]《四时调摄论》:本书自刻本中,目录后所附引用书目内有吴球

《四时调摄论》。按：吴球为明代括苍（今属浙江）医家，其书多已散佚，今未见关于其《四时调摄论》的记载。这一段几处引文均见于明代高濂所著《遵生八笺》，故此处可能指《遵生八笺》的《四时调摄笺》。

［2］五枝汤：《遵生八笺·四时调摄笺》载其组成为桑枝、槐枝、桃枝、柳枝各一握，麻叶半斤。

【白话解】

《四时调摄论》说："饿的时候不要洗澡。"说的是肚子空时不能再洗澡消耗人体真气。又说："用枸杞煮水准备洗澡，令人不病不老。"即便没有明确效果，也对人体无害。还有五枝汤，用桃树枝、柳树枝之类，发汗力强，会损耗人的精血。有时因为下体无汗，可以用它洗脚。

【原文】

春秋非浴之时，如爱洁必欲具浴，密室中，大瓷缸盛水及半，以帐笼罩其上，然后入浴。浴罢，急穿衣，衣必加暖，如少觉冷，恐即成感冒。

浴后当风，腠理[1]开，风易感。感而即发，仅在皮毛，则为寒热[2]，积久入里，患甚大。故风本宜避，浴后尤宜避。《论语》"浴乎沂，风乎舞雩"，狂士不过借以言志，暮春非浴之时，况复当风耶！

【注释】

［1］腠理：泛指皮肤、肌肉、脏腑的纹理，或皮肤、肌肉之间的空隙。是渗泄津液、通会气血之处。

［2］寒热：此指发热、恶寒，是外感表证的常见症状。

春秋两季不是适合洗澡的时候，如果爱干净的人一定要洗澡，那就在封闭的房间里，用大浴缸装一半水，再用纱帐罩在上面，然后入浴。洗完澡，赶快穿衣服，穿够穿暖，如果稍微感觉受凉，恐怕就会感冒。

如果洗澡后迎着风，这时皮肤腠理打开，容易感受风邪。一感风邪即发病，病位只是在皮毛，表现为发热、恶寒的外感表证，如果邪气久积传变入里，祸害极大。所以平常就应该避风邪，洗澡后尤其应该注意。《论语》说"在沂水旁洗澡，在舞雩台吹风"，不过是狂放的读书人借来表明志向的，暮春不是洗澡的时候，何况迎风呢！

【原文】

《清闷录》[1]载香水洗身诸方。香能利窍，疏泄元气。但浴犹虑开发毛孔，复以香水开发之可乎？愚按：《记》言"沐稷靧粱"，不以稷与粱洗身者，盖贵五谷之意。凡上品诸香，为造化之精气酝酿而成，似亦不当亵用。藏器[2]云："樟木煎汤，浴脚气、疥癣、风痒。"按樟辛烈香窜，尤不可无故取浴。

【注释】

[1]《清闷录》：指明代董其昌的《筠轩清闷录》，内有"论名香"一节。

[2]藏器：指陈藏器，四明（今浙江宁波）人，唐代医药学家。著有《本草拾遗》。

《清闷录》记载着用香药调水洗澡的各种方法。香气能使得孔窍通利,疏泄元气,但是洗澡尚且担心毛孔扩张,再用香药水使毛孔更加扩张,合适吗? 我考查《礼记》的"用淘米水洗头,用淘高粱的水洗脸",不用淘米和高粱的水洗澡,大概是重视五谷的意思。所有的上品香药,都是自然精气酝酿而形成,似乎也不该轻易应用。陈藏器说:"用樟木煎汤洗澡,可治疗脚气、疥癣、风痒。"考查樟树辛烈香窜,尤其不能无故用来洗浴。

【原文】

有砖筑浴室,铁锅盛水,浴即坐锅中,火燃其下,温凉惟所欲,非不快适。曾闻有人浴者,锅破遂堕锅底,水与火并而及其身,吁! 可以鉴矣!

【白话解】

有人用砖砌洗澡房,用铁锅盛水,洗澡时坐在锅里,火在锅下烧,想热就热,想凉即凉,非常快乐舒适。不过我也曾听说有这样洗澡的人,洗到半途锅破了,于是掉到锅底,热水和火一起扑到他身上,唉,这个教训应该借鉴!

饮食

　　《记·内则》曰:"凡和,春多酸,夏多苦,秋多辛,冬多咸,调以滑甘。"注:酸苦辛咸,木火金水之所属。多其时味,所以养气也。四时皆调以滑甘,象土之寄也。孙思邈曰:"春少酸增甘,夏少苦增辛,秋少辛增酸,冬少咸增苦,四季少甘增咸。"《内则》意在乘旺,孙氏意在扶衰。要之无论四时,五味不可偏多。《抱朴子》曰:"酸多伤脾,苦多伤肺,辛多伤肝,咸多伤心,甘多伤肾。"此五味克五脏,乃五行自然之理也。凡言伤者,当时特未遽觉耳。

【白话解】

　　《礼记·内则》说:"大凡五味和谐,春天多吃酸味,夏天多吃苦味,秋天多吃辛味,冬天多吃咸味,再用滑润甘甜的东西调和。"注解:酸苦辛咸的滋味,分别属于木、火、金、水。多吃四季所属的滋味,是用来调养四季生气的。四季都用滑甘滋味调和,象征土气寄寓于四时之中。孙思邈说:"春天少食酸味增加甘味,夏天少食苦味增加辛味,秋天少食辛味增加酸味,冬天少食咸味增加苦味,四季都应少食甘味增加咸味。"《内则》意在乘着旺盛之气补养,孙思邈意在扶助衰弱之气。总之无论什么季节,五味不能偏多。《抱朴子》说:"多吃酸味易损伤脾,多吃苦味易损伤肺,多吃辛味易损伤肝,多吃咸味易损伤心,多吃甘味易损伤肾。"这说的是五味克制五脏,是五行的自然道理。所有说的损伤,只是当时没有立即感觉到罢了。

　　凡食物不能废咸,但少加使淡,淡则物之真味真性俱得。每见多食咸物必发渴,咸属水润下,而反发渴者何?《内经》谓"血与咸相得则凝,凝则血燥",其义似未显豁。《泰西水法》[1]曰:"有如木烬成灰,漉灰得卤。"可知咸由火生也,故卤水不冰。愚按:物极必反,火极反咸,则咸极反渴。又玩"坎"卦中画阳爻[2],即是水含火性之象,故肾中亦有真火。

【注释】
　　[1]《泰西水法》:介绍西方水利技术的专著,明代科学家徐光启和意大利传教士熊三拔合作译著。
　　[2]"坎"卦中画阳爻:坎卦为八卦之一,记作"☵",上下为阴爻"‐‐",中为阳爻"—"。

【白话解】
　　大凡食物不能没有咸味,只是要少加,使食物清淡,清淡就能完全尝到食物的真正味道,得到真正特性。常常看到多食咸物肯定口渴,咸味属水有润下的作用,为什么反而口渴呢?《黄帝内经》说"血液遇咸就凝结,血液凝结就血燥",这里的意思好像不清楚。《泰西水法》说:"就像树木烧完后成为灰烬,把水洒在灰烬上就得到盐碱。"由此可知咸是由火产生的,所以卤水不会结冰。我认为物极必反,火过极反而成咸,所以咸过极反而口渴。另外我揣摩八卦中"坎"卦中间画有阳爻,就是水蕴含火性的象征,所以属水的肾脏中也含有真火。

《记·内则》曰:"枣、栗、饴、蜜以甘之,堇、荁、枌、榆免[1]薧[2],滫瀡[3]以滑之,脂膏以膏之。"愚按:甘之以悦脾性,滑之以舒脾阳,膏之以益脾阴,三"之"字皆指脾言。古人养老调脾之法,服食即当药饵。

【注释】

[1] 免(wèn):物之新生、稚弱者,此指食物新鲜。

[2] 薧(kǎo):干的食物。

[3] 滫瀡(xiǔ suǐ):古时调和食物的一种方法。用植物淀粉拌和食物,使柔软滑爽。

【白话解】

《礼记·内则》说:"烹调时加上枣、栗、饴、蜜,令食物甘美;新鲜或干燥的堇、荁、枌、榆等植物,加上淀粉拌合,使食物顺滑;加脂膏使食物油润。"我认为甘润用来使脾性和悦,润滑用来舒通脾阳,油润用来补益脾阴,三个"之"字都是指脾来说的。古人养护老人调理脾脏的方法,即把饮食当作药物。

【原文】

《抱朴子》曰:"热食伤骨,冷食伤肺,热毋灼唇,冷毋冰齿。"又曰:"冷热并陈,宜先食热,后食冷。"愚谓食物之冷热,当顺乎时之自然,然过冷宁过热。如夏日伏阴在内,热食得有微亦汗妙。《内经》曰:"夏暑汗不出者,秋成风疟[1]。"汗由气化,乃表里通塞之验也。

【注释】

[1] 风疟:病名,夏日避暑乘凉,汗出当风,毛孔闭塞,热不得开泄,到秋季发为风疟。可出现烦躁、头疼、恶寒、自汗、先热后寒等类似于疟疾的症状。

【白话解】

《抱朴子》说:"热的食物伤骨,冷的食物伤肺,热的程度不要达到烫嘴,冷的程度不要达到让牙齿觉得冰凉。"又曰:"冷热食物在一起,应该先食热,后食冷。"我认为食物的冷热,应该顺应季节,然而与其过冷宁可过热。比如夏天体内有潜伏的阴气,吃热食会微微出汗,这很好。《黄帝内经》说:"夏暑天出不了汗的人,秋天会罹患风疟。"汗水由气机运化,能显示人体表里的畅通或阻塞。

【原文】

《卫生录》[1]曰:"春不食肝,夏不食心,秋不食肺,冬不食肾,四季不食脾。当旺之时,不可犯以物之死气。"但凡物总无活食之理,其说太泥。《玉枢微旨》曰:"春不食肺,夏不食肾,秋不食心,冬不食脾,四季不食肝。"乃谓不食其所受克,此说理犹可通。

【注释】

[1]《卫生录》:唐代施肩吾所著养生专著。施肩吾(780—861年),字东斋,号栖真子。分水(今属浙江)人。诗人、道学家。

【白话解】

《卫生录》说:"春天不食动物的肝,夏天不食动物的心,秋天不食动物的肺,冬天不食动物的肾,四季不食动物的脾。在季节之气旺盛的时候,不可以用同类有死气的东西触犯它。"只是所有食物总没有活吃的道理,这种说法太拘泥。《玉枢微旨》说:"春天不食动物的肺,夏天不食动物的肾,秋天不食动物的心,冬天不食动物的脾,四季最后各十八天不食动物的肝。"说的是不要吃与那个季节相克的东西,这个说法的道理还能讲得通。

【原文】

夏至以后,秋分以前,外则暑阳渐炽,内则微阴初生,最当调停脾胃,勿进肥浓。《内经》曰:"味厚为阴,薄为阳;厚则泄,薄则通。"再,瓜果生冷诸物,亦当慎。胃喜暖,暖则散,冷则凝,凝则胃先受伤,脾即不运。《白虎通》[1]曰:"胃者脾之府,脾禀气于胃。"

午前为生气,午后为死气,释氏有过午不食之说,避死气也。《内经》曰:"日中而阳气隆,日西而阳气虚。"故早饭可饱,午后即宜少食,至晚更必空虚。

【注释】

[1]《白虎通》:东汉班固等人,据汉章帝建初四年(79年)白虎观经学辩论结果撰写。其书以阴阳、五行等哲学思想来解释人世间的各种现象,是今文经学的集大成之作。

【白话解】

夏至到秋分之间,外界暑天的阳热越来越盛,人体内部微弱的阴气刚刚产生,这时候最应该调节脾胃,不要吃肥腻的东西。《黄帝内经》说:

"味道厚重的属阴,味道淡薄的属阳;味道厚重会令人泻泄,味道淡薄令气机通畅。"另外也要慎食瓜果等生冷的东西。人的胃喜欢暖热的东西,暖热则气机行散,寒凉则气机凝结,凝结就会使胃部先受损,随即脾脏不能运化食物。《白虎通》说:"胃是与脾脏相表里的腑,脾从胃接受精气。"

中午之前是生气,中午之后是死气,佛家有过午不食的说法,是要避开死气。《黄帝内经》说:"正午阳气盛,傍晚阳气虚。"所以早饭要吃饱,午后要少吃,到晚上更要让腹中排空。

【原文】

应璩[1]《三叟诗》云:"中叟前致辞,量腹节所受。""量腹"二字最妙,或多或少,非他人所知,须自己审量。节者今日如此,明日亦如此,宁少毋多。又《古诗》[2]云"努力加餐饭",老年人不减足矣,加则必扰胃气。况努力定觉勉强,纵使一餐可加,后必不继,奚益焉?

【注释】

[1] 应璩:应璩(190—252年),字休琏,三国时曹魏文学家,汝南南顿(今河南项城)人。

[2]《古诗》:指《古诗十九首》。

【白话解】

应璩《三叟诗》说:"中间老者上前说,饮食要估量肚皮而节制食量。""估量肚皮"讲得最好,吃多吃少,别人不知道,必须自己感受衡量。节制指今天如此,明天也要如此,宁可少吃不要多吃。另外《古诗》说

"努力加餐饭",老年人不减饭量就够了,增加的话必定扰乱胃气。何况"努力"增加饭量,肯定觉得勉强,即使一餐可以增加,以后肯定不能坚持下去,那有什么好处呢?

【原文】

勿极饥而食,食不过饱;勿极渴而饮,饮不过多。但使腹不空虚,则冲和之气[1],沦浃[2]肌髓。《抱朴子》曰:"食欲数而少,不欲顿而多。"得此意也。凡食总以少为有益,脾易磨运,乃化精液;否则极补之物,多食反至受伤,故曰少食以安脾也。

【注释】
[1]冲和之气:指真气或元气。语出《道德经》"万物负阴而抱阳,冲气以为和"。
[2]沦浃:浸透。

【白话解】
不要饿极了才吃饭,吃饭不要过饱;不要渴极了才喝水,喝水也不要过多。只要肚子不空,那人体的真气,就会渗透入肌肉骨髓。《抱朴子》说:"吃饭要多次而少量,不要一顿吃很多。"就是这个意思了。大凡吃饭总是以少量为益,量少脾容易消化,就转化成营养物质;否则即使很补的东西,吃多了反而受伤,所以说少食可以安和脾胃。

《洞微经》曰:"太饥伤脾,太饱伤气。"盖脾借于谷,饥则脾无以运而虚脾;气转于脾,饱则脾过于实而滞气。故先饥而食,所以给脾;食不充脾,所以养气。

【白话解】

《洞微经》说:"太饥会伤脾,太饱会伤气。"因为脾依赖谷物的营养,过饥脾就没东西运化以致虚损;气机靠脾运转,过饱脾就过于饱满而气机阻滞。所以感觉到饿之前就进食,用来供给脾;食物不要太过充塞脾,就可以调养气机。

《华佗食论》曰:"食物有三化:一火化,烂煮也;一口化,细嚼也;一腹化,入胃自化也。"老年惟借火化,磨运易即输精多。若市脯[1]每加消石,速其糜烂,虽同为火化,不宜频食,恐反削胃气。

【注释】

[1]脯(fǔ):肉干。

【白话解】

《华佗食论》说:"食物有三种有助消化的方法:一是火化,即煮烂；一是口化，即细嚼；一是腹化，即在胃中消化。"老年人只有借助火化煮烂，这样消化容易而且得到的营养多。至于街市的肉脯常加消石来加速它糜烂，虽同样类似火化，但不宜常吃，吃多了恐怕反而削损胃气。

【原文】

水陆之味，虽珍美毕备，每食忌杂。杂则五味相挠[1]，定为胃患。《道德经》[2]曰："五味令人口爽。"爽，失也，谓口失正味也。不若次第分顿食之，乃能各得其味，适于口，亦适于胃。

【注释】

[1]挠：扰乱。

[2]《道德经》：又名《老子》，相传是春秋时期老子所著。分《道经》《德经》两部分。

【白话解】

水里、陆地上的各种食物，即使珍奇美味齐备，也不能吃得过杂。吃得过杂，五味就会相互干扰，肯定导致胃病。《道德经》说："五味令人口爽。"爽是"失"的意思，是指口中失去纯正的味道。不如依照次序分开几顿吃，才能品尝各自滋味，这样既令口味适合，也适合胃消化。

食后微滓留齿隙，最为齿累。以柳木削签，剔除务净，虎须尤妙；再煎浓茶，候冷连漱以荡之。韦庄[1]诗："泻瓶如练色，漱口作泉声。"东坡[2]云"齿性便苦"，如食甘甜物，更当漱。每见年未及迈，齿即缺落者，乃甘味留齿，渐至生虫作䘌。公孙尼子[3]曰："食甘者，益于肉而骨不利也。"齿为肾之骨。

【注释】

[1] 韦庄：韦庄（约 836—910 年），字端己，杜陵（今陕西西安）人。唐末五代诗人、词人，属花间词派，与温庭筠并称"温韦"。作品有《浣花集》《秦妇吟》等。所引诗句出自他的《酒渴爱江清》。

[2] 东坡：即苏轼（1037—1101 年），字子瞻，号东坡居士。眉州眉山（今属四川）人。北宋文学家，书法家、画家，"唐宋八大家"之一。作品有《寒食帖》《潇湘竹石图》《赤壁赋》等。

[3] 公孙尼子：战国时人，相传为孔子的再传弟子。

【白话解】

饭后有些渣滓留在牙缝，对牙齿很不好。要用柳木削成牙签，剔除干净，用虎须更好；然后煎浓茶，等凉后赶快漱口清洗。正如韦庄诗说："从瓶中倒水，色如绸练，用来漱口，好像泉声作响。"苏轼说"牙齿的特性适应于苦味"，如果食物是甘甜的，更应当漱口。每次见到那些还未年迈，牙齿就脱落的人，是因为甘味留在齿间，慢慢生虫产生蛀牙。公孙尼子说："吃甜的东西，对肉有益但对骨不利。"牙齿即是肾精所主的骨。

食物

《本草》谓饭以陈米为佳，新米动气发病。窃意胃弱难化则有之，滋润香甘，莫如新粒。且有食陈难化，食新转觉易化，盖脾悦则健也。须以白米悬檐下，作经年之用，色白如新。或微炒，其松不异陈米，香更过焉。或煮饭晒干重煮，或水浸冰之，风干再煮，俱加松软。至煮则无嫌过熟，昌黎诗[1]所谓"匙抄烂饭稳送之，合口软嚼如牛呞[2]"也。凡煮白米，宜紧火，候熟开锅即食。陈米、炒米宜缓火，熟后有顷，俟收湿气，则发松透里。[3]

【注释】

[1] 昌黎诗：此指韩愈《赠刘师服》。昌黎，即韩愈（768—824 年），字退之，河南河阳（今河南孟州）人，自称"郡望昌黎"，故世称"韩昌黎""昌黎先生"。

[2] 牛呞（shī）：牛反刍。

[3] 此一段同治九年庚午（1870 年）重刻本作：《本草》谓煮饭以陈廪米为补益。秋谷初成，老年食之，动气发病。愚意胃弱难化则有之，滋润香甘，莫如新粒。不妨酌宜而食，微炒则松而易化，兼开胃。有香稻米，炒则香气减，可竟煮食。煮必过熟，乃佳。昌黎诗所谓"匙抄烂饭稳送之，合口软嚼如牛呞"也。有以米浸水，冬月冰之风干，煮饭松软，称老年之供。凡煮白米，宜紧火，候熟开锅即食。廪米、炒米宜缓火，熟后有顷，俟收湿气，则发松透里。

《本草》说煮饭用陈米较好，新米容易扰动气机而致病。我认为脾胃虚弱的人确实有这样的情况，但新米的滋润香甜，没什么比得上，不妨适当地吃一些。而且有人食用陈米难以消化，食用新米反而觉得容易消化，大概是脾胃感觉舒畅就能更加健运。应该把白米悬挂在房檐下，待以后再用，颜色依然洁白如新米。或者将新米微微翻炒，其松软程度不亚于陈米，而香气更胜。或者将新米煮饭晒干后重新蒸煮，或用水浸使之冰凉，风干后再煮，都能使饭更加松软。至于煮饭，则不嫌过熟，这正是韩愈诗中所谓的"用勺子抄起软烂的饭平稳送入口中，闭口细细咀嚼就像牛在反刍"。大凡煮白米饭，适合用急火，等到饭熟开锅就食。煮陈米和炒米宜慢火，煮熟后等一会儿，等到湿气收尽，就松软香透了。

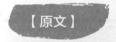

【原文】

煮粥用新米，香甘快胃。乐天诗："粥美尝新米。"凿之必精，淅之必净，煮之必烂。厚曰"饘"，薄曰"酏"。常食薄乃适口，厚则转觉味淡，易于生厌。又粥内加他物同煮，其方颇多，另载末卷。《一家言》[1]曰："煮饭勿以水多而减，煮粥勿以水少而添，方得粥饭正味。"[2]

【注释】

[1]《一家言》：清代李渔所撰诗文杂著，又称《李笠翁一家言全集》。李渔（1610—1680年），字笠鸿，号笠翁，金华兰溪（今属浙江）人。明末清初文学家、戏剧家。著有《闲情偶寄》等。

[2]此一段同治本作：煮粥用新米，香甘快胃。乐天诗云："粥美尝新米。"香稻弥佳。按《本草》煮粥之方甚多，大抵以米和莲肉为第一，其

次芡实、薏苡仁俱佳。此外,或因微疾,借以调养,虽各有所取益,要非常供。李笠翁曰:"煮饭勿以水多而减,煮粥勿以水少而添,方得粥饭正味。"

【白话解】

煮粥用新米,味道香美和胃,白居易诗说:"煮成美味的粥,品尝新米。"春米一定要精细,淘米一定要干净,煮粥一定要煮烂。稠粥叫"饘",薄粥叫"酏"。平时薄粥才适合口味,稠粥会觉得滋味较淡,容易生厌。还有粥里面加别的东西一起煮,这样的粥方有很多,另外记载在最后一卷中。《一家言》说:"煮饭不要放水多再减水,煮粥不要放水少再添水,这样才能煮得出粥饭的正确味道。"

【原文】

茶能解渴,亦能致渴,荡涤精液故耳。卢仝七碗[1],乃愈饮愈渴,非茶量佳也。《内经》谓"少饮不病喘渴"。《华佗食论》曰"苦茶久食益意思",恐不足据。多饮面黄,亦少睡。魏仲先[2]《谢友人惠茶》诗云:"不敢频尝无别意,只愁睡少梦君稀。"惟饭后饮之,可解肥浓。若清晨饮茶,东坡谓"直入肾经",乃引贼入门也。茶品非一,近地可觅者,武夷、六安为尚。

【注释】

[1] 卢仝七碗:卢仝在《走笔谢孟谏议寄新茶》一诗中描述了他收到友人赠茶后,饮用第一碗到第七碗时的不同感受,故称"卢仝七碗"。卢仝(约795—835年),自号玉川子,范阳(今河北涿州)人。唐代诗人。

［2］魏仲先：即魏野（960—1020年），字仲先，号草堂居士，北宋诗人。

【白话解】

茶能解渴，也能令人口渴，因为它荡涤人的津液。卢仝一次喝七碗，越喝越渴，并不是他的茶量大，而是过量了。正如《黄帝内经》说"稍微喝些茶则不会患喘病和消渴病"。《华佗食论》说的"经常喝苦茶增益人的思维"，恐怕不足作为多喝的依据。喝茶多使人面色黄、睡眠少。魏仲先《谢友人惠茶》诗说："我不敢常喝，没有别的意思，只怕睡得少了，梦见您也少。"只有饭后喝些茶，能解除肥腻。如果清晨喝茶，正如苏轼所说，会"直入肾经"，如同把盗贼引进家门了。茶的品种不一，就近可找到的，以武夷、六安出产的较好。

【原文】

《诗·豳风》[1]云："为此春酒，以介[2]眉寿。"《书·酒诰》[3]云："厥父母庆，自洗[4]腆[5]，致用酒。"酒固老年所宜，但少时伤于酒，老必戒。即素不病酒，黄昏后亦不宜饮，惟宜午后饮之，借以宣导血脉。古人饮酒，每在食后，《仪礼》[6]谓之"酳"[7]。注云：酳者，演安其食也。今世俗筵宴，饱食竣，复设小碟以侑[8]酒，其犹存古之意与？米酒为佳，曲酒次之，俱取陈窨多年者。烧酒纯阳，消烁真阴，当戒。

【注释】

［1］《诗·豳风》：指《诗经·豳风》。《诗经》，我国最早的诗歌总集，收集了西周初年至春秋中叶的诗歌。

［2］介：助。

[3]《书·酒诰》：指《尚书·酒诰》。《尚书》，原名《书》，儒家经典之一，是一部上古历史文献集。

[4] 洗：指准备。

[5] 腆：丰厚。

[6]《仪礼》：儒家经典之一，介绍了春秋战国时期的礼仪制度。

[7] 酳（yìn）：吃东西后用酒漱口。

[8] 侑（yòu）：佐助，劝食。

【白话解】

《诗经·豳风》说："备办春酒，以助长寿。"《尚书·酒诰》载："父母高兴，准备了丰盛的膳食，这时就可以喝酒。"酒固然是老年人适合喝的东西，但如果年轻时饮酒过多而受伤，老年后一定要戒酒。即便平时喝酒没事，黄昏后也不应该喝，只适合午后喝一些，借助酒来宣通血脉。古人饮酒，常在饭后，《仪礼》称为"酳"。注释：酳，可以促进消化其所食的东西。现在世俗的筵宴，饱食后，又设小碟小菜以佐酒助兴，这大概是遗存古人的意思吧？米酒最好，曲酒次之，都用地窖库存多年的。烧酒性味纯阳，能损耗真阴，应当戒饮。

【原文】

烟草，据姚旅《露书》[1]，产吕宋，名"淡芭菰"，《本草》不载，《备要》增入，其说却未明确。愚按：烟草味辛性燥，熏灼耗精液。其下咽也，肺胃受之，有御寒、解雾、辟秽、消腻之能；一入心窍，便昏昏如醉矣。清晨饮食未入口，宜慎。笃嗜者甚至舌胎黄黑，饮食少味，方书无治法，食猪羊油可愈，润其燥也。有制水烟壶，隔水吸之者；有令人口喷，以口接之者。畏其熏灼，仍难捐弃，故又名"相思草"。《蚓庵琐语》[2]曰："边上人寒疾,非烟不治,至以匹马易烟一斤。明崇祯癸未[3],禁民私售。"则烟之能御寒信矣! 盛夏自当强制。

【注释】

[1]姚旅《露书》:最早的当地人记当地事的一部类书。姚旅,字园客,初名鼎梅。莆田(今属福建)人。明代诗文作家。

[2]《蚓庵琐语》:清代王逋所撰志怪小说集。王逋,字肱枕。嘉兴(今浙江嘉兴)人。

[3]明崇祯癸未:1643 年。

【白话解】

根据姚旅《露书》记载,烟草产自吕宋,名为淡葩菰,以前《本草》没记载,《本草备要》开始加入记载,但说法也不清楚。我认为:烟草味辛,性燥,能熏灼损耗人身津液。它下咽之后,进入肺胃,有抵御寒冷、消解雾气、去除秽浊、解消油腻的功能;一旦进入心窍,人便昏昏如醉了。清晨还未饮食时,应该谨慎抽烟。酷爱抽烟的人甚至舌苔黄黑,饮食无味,医书中也没有治法,吃猪羊油可痊愈,因为能润泽其燥性。有制造水烟壶的,隔着水吸;有令人从口中喷出,再用口来接的。人们既害怕烟草熏灼,又难舍弃,所以又称之为相思草。《蚓庵琐语》说:"边境的人患寒疾,没烟治不好,所以有人用一匹马换一斤烟。明代崇祯癸未年,禁止百姓私自售烟。"据此,烟能御寒是确实的了! 盛夏应当努力节制抽烟。

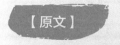
【原文】

菹菜[1]之属,每食所需,本非一类,人各有宜。文王嗜菖蒩,孔子不撤姜食,皆审其所宜,故取之。非仅曰菖可益聪,姜可通神明也。

按菖蒩：即菖蒲葅。《遁庵秘录》有种石菖蒲法，以辰砂捶末代泥，候其生发，采根食之，不必定作葅也。利窍兼可镇心，据云能治不寐，极为神妙之品。

【注释】

　　[1] 葅（zū）菜：酸菜、腌菜。

【白话解】

　　腌菜之类，常常是饮食必需，种类不止一种，人们喜爱各有不同。文王爱好腌制的菖蒲根，孔子不撤姜制食物，都是根据自己的情况而定，并不仅仅是因为菖蒲能增加智慧，姜食能通达神圣。考证：古书中的"菖蒩"就是菖蒲腌菜。《遁庵秘录》有一种种植、食用石菖蒲的方法，把辰砂捶成粉末代替泥土，等到石菖蒲生长以后，采集根部吃，不必非要制成腌菜。菖蒲既能利窍又能镇心，据说能治失眠，是非常神妙的东西。

【原文】

　　蒸露法同烧酒，诸物皆可蒸，堪为饮食之助。盖物之精液，全在气味，其质尽糟粕耳。犹之饮食入胃，精气上输于肺，宣布诸脏，糟粕归于大肠，与蒸露等。故蒸露之性虽随物而异，能升腾清阳之气，其取益一也。如稻米露发舒胃阳，可代汤饮，病后尤宜。他如藿香、薄荷之类，俱宜蒸取露用。《泰西水法》曰："西国药肆中，大半是药露，持方诣肆，和露付之。"则方药亦可蒸露也，须预办蒸器，随物蒸用。

【白话解】

　　蒸取汁露的方法跟烧酒的方法一样,什么东西都可以用来蒸,可作为饮食之辅助。因为食物的精华,全在气味,其形体不过是糟粕。好比饮食进入胃,精气向上运转于肺,肺又将其宣散布输到各脏,糟粕归于大肠,这个过程与蒸露相同。所以蒸露的性质虽随着原材料而改变,但能升腾清阳之气,所起的效果是一样的。比如稻米露能舒展发散胃的阳气,可替代汤饮,病后服用更合适。其他的如藿香、薄荷之类,都应该蒸制取汁露来用。《泰西水法》说:"西方国家的药房中,大半是药露,病人拿着处方去药房,药房调配好药露给他。"那么中药方剂也能蒸成露,但必须预先准备好蒸用器具,随物蒸用。

【原文】

　　水陆飞走诸食物,备载《本草》,可考而知。但据其所采论说,试之不尽获验。张文潜诗云:"我读《本草》书,美恶未有凭。"是岂人之禀气[1]不同,遂使所投亦异耶? 当以身体察,各随禀气所宜而食之,则庶几矣。

【注释】

　　[1] 禀气:承受天地自然之气,此指人的体质、禀赋。

【白话解】

　　水、陆或飞或走的各种食物,全部记录在《本草》里,可考证了解。只是按照其收录的说法,试用后并不完全应验。张耒诗说:"我读《本草》书,所说的好坏没有凭据。"这难道是各人的体质不同,就令用药的效果不同吗? 应当用自己的身体来感受,按照各自体质来食用,就差不多了。

散步

坐久则络脉[1]滞,居常无所事,即于室内时时缓步,盘旋数十匝,使筋骸活动,络脉乃得流通。习之既久,步可渐至千百,兼增足力。步主筋,步则筋舒而四肢健;懒步则筋挛,筋挛日益加懒,偶展数武[2],便苦气乏,难免久坐伤肉之弊。

【注释】

[1] 络脉:经脉的分支,这里泛指经络。

[2] 武:半步,泛指脚步。

【白话解】

坐的时间长经络就阻滞,因此平时没事时,可在室内散步,走它几十圈,使筋骨得到活动,经络就能流通。实行时间长了后,可逐渐加到千百步,还能增加脚力。行走主要依赖筋脉,走路可使筋络舒通、四肢稳健;不愿走路,筋络就容易痉挛,筋络痉挛就更加不愿意活动。偶尔走出几步,就气喘吁吁,难免就会产生久坐肌肉受损的问题。

【原文】

欲步先起立,振衣定息,以立功诸法,徐徐行一度(立功见二卷

《导引》内）。然后从容展步，则精神足力，倍加爽健。《荀子》[1]曰：
"安燕而气血不惰。"此之谓也。

【注释】

[1]《荀子》：荀况所撰儒家著作。荀况，即荀子，战国时期思想家、
文学家。

【白话解】

想要散步先起立，抖抖衣服调和呼吸，用站立的各种功法，慢慢做一
次（立功见第二卷《导引》内）。然后从容迈步，就精神饱满气力充足，特
别爽利强健。《荀子》说："安居但不让气血懒惰。"说的就是这个道理。

【原文】

饭后食物停胃，必缓行数百步，散其气以输于脾，则磨胃而易腐
化。《蠡海集》曰："脾与胃俱属土，土耕锄始能生殖，不动则为荒土
矣。"故步所以动之。《琅嬛记》[1]曰："古之老人，饭后必散步，欲摇
动其身以消食也，故后人以散步为消摇[2]。"

【注释】

[1]《琅嬛记》：一部汇集琐闻逸事的小说。或为元代伊士珍所撰。
[2]消摇：又作"逍遥"。缓步行走貌。

饭后食物停在胃内,一定要慢走几百步,疏散其精气而传送到脾,胃部运动就容易把食物消化掉。《蠡海集》说:"脾与胃都属于土,土要加以耕锄才能种植农作物,不耕作就成为荒土了。"所以散步是为了让脾胃运动。《琅嬛记》说:"古代的老人,饭后必定散步,希望摇动身体来帮助消化食物,所以后人把散步称作'消摇'。"

【原文】

《遵生笺》[1]曰:"凡行步时,不得与人语,欲语须住足,否则令人失气。"谓行步则动气,复开口以发之,气遂断续而失调也。虽非甚要,寝食而外,不可言语,亦须添此一节。

【注释】

[1]《遵生笺》:即《遵生八笺》,明代高濂所撰养生专著,记录了饮食、导引、起居、清赏等方面的养生保健理论与方法。高濂,字深甫,号瑞南道人,钱塘(今浙江杭州)人。

【白话解】

《遵生八笺》说:"大凡散步时,不能跟人说话,要说话就必须停步,否则令人气机失调。"说的是散步会触动气机,又开口说话令气向外发散,人体气机就会断续失调。虽然不是很紧要,但除了睡觉吃饭不能说话之外,也应加入这一条。

散步者,散而不拘之谓。且行且立,且立且行,须得一种闲暇自如之态。卢纶[1]诗"白云流水如闲步"是也。《南华经》曰:"水之性,不杂则清。郁闭而不流,亦不能清。"此养神之道也,散步所以养神。

【注释】

[1] 卢纶:卢纶(约748—约800年),字允言,河中蒲州(今山西永济)人,唐代诗人。所引文字出自他的《过仙游寺》。

【白话解】

散步,就是散漫而不拘束。走走停停,应该是一种闲暇自如的样子。卢纶诗说"像白云和流水一样悠闲走路"就是这样。《庄子》说:"水的特性,不混杂其他就会清澈。如果郁闭不能流通,也不能清澈。"这说的是养神的方法,散步可以用来调养精神。

【原文】

偶尔步欲少远,须自揣足力,毋勉强。更命小舟相随,步出可以舟回,或舟出而步回,随其意之所便。既回,即就便榻眠少顷,并进汤饮以和其气。元微之[1]诗云:"儇儇[2]还移步,持疑又省躬。"即未免涉于勉强矣。

【注释】

[1] 元微之：即元稹（779—831年），字微之。洛阳（今河南洛阳）人。唐代文学家，与白居易一同倡导新乐府运动，并称"元白"。所引诗句出自他的《春六十韵》。

[2] 僶俛（mǐn miǎn）：努力，勉力。

【白话解】

偶尔想走远一点，必须估计自己的脚力，不要勉强。还要让小船随行，走出去可以坐小船返回，或者坐小船出去而走路返回，随意愿的便利。回来后，就立即在床上睡一会儿，并且喝些汤水来调和元气。元稹诗说："努力移步向前，如有迟疑则自我反省。"就不免近乎勉强了。

【原文】

春探梅、秋访菊，最是雅事。风日晴和时，偕二三老友，支筇里许，安步亦可当车。所戒者，乘兴纵步，一时客气[1]为主，相忘疲困，坐定始觉受伤，悔已无及。

【注释】

[1] 客气：一时的意气，偏激的情绪。

【白话解】

春天看梅、秋天赏菊，是非常高雅的事。风和日丽的时候，偕同二三老友，拄杖走一里多路，安步行走如同乘车。所要避免的是，乘着兴致过多行走，被一时的念头主宰，忘记疲困，坐下来才发觉体力受损，后悔已晚了。

昼卧

午后坐久微倦，不可便榻即眠，必就卧室安枕，移时或醒或寐，任其自然，欲起即起，不须留恋。《左传》医和之言曰："晦淫惑疾。"注：寝过节则惑乱。既起，以热水洗面，则眼光倍爽；加薄绵衣暖其背，则肢体俱觉轻健。乐天诗所谓"一觉闲眠百病消"也。三伏时或眠便榻，另设帐，窗户俱必密闭。

【白话解】

午后坐久稍微感到疲倦，不能在便榻立即入睡，必须去卧室舒舒服服躺下，过一会儿或睡或醒，任其自然，想起就起，不要留恋床榻。《左传》记载医和的话说："晦淫惑疾。"注解说：睡觉过头就产生惑乱。起床后，用热水洗脸，眼睛就更清爽；加穿较薄的丝绵衣暖背，肢体就更觉轻健。白居易诗说"悠闲地睡上一觉百病可消除"即此意。三伏天有时睡在便榻上，要另外加设纱帐，门窗也要关紧。

【原文】

冬月昼卧，当以薄被覆其下体，此时微阳潜长，必温暖以养之。血气本喜温而恶寒，何况冬月。如不以被覆，及起，定觉神色偃蹇[1]，遍体加冷，阳微弗胜阴凝也。

[1] 偃蹇（yǎn jiǎn）: 困顿、窘迫。

【白话解】

冬季白天睡觉，应当用薄被盖住下身，这时微弱的阳气暗中生发，一定要用温暖来保养阳气。血气本来就喜温恶寒，何况冬天。如果睡时不盖被，起身后，一定会感到精神困顿，浑身发冷，因为身体的阳气微弱，不能战胜凝结的阴气。

【原文】

长夏昼卧，醒后即进热饮，以助阳气，如得微汗亦妙。夏为阳极之候，昼宜动，而卧则反静，宣达之所以顺时。

【白话解】

长夏时白天睡觉，醒后立刻喝些热饮，以资助阳气运化，如果出些细汗更好。夏季是阳气盛极的时候，白天应该活动，而睡觉时反而需要安静，这是顺应季节宣达阳气的方法。

【原文】

欧阳公[1]曰："介甫尝云：'夏月昼卧，方枕为佳。'睡久气蒸枕热，则转一方冷处。"老年虽不宜受冷，首为阳，不可令热，况长夏昼卧。枕虽末节，亦取所宜。

[1] 欧阳公：指欧阳修（1007—1072 年），字永叔，号醉翁、六一居士，永丰（今属江西）人。北宋政治家、文学家。

【白话解】

欧阳修说："王安石曾说：'夏季白天睡觉，用方形瓷枕头最好。'睡久后体温使枕头发热，就转动换到凉的另一边。"老年人虽然不应受凉，不过头部是阳气聚集之处，不能使其受热，况且是长夏白天睡觉。枕头虽是小事，但也要选择适当。

【原文】

《天禄识余》[1]云："李黄门以午睡为摊饭。"放翁诗："摊饭横眠梦蝶[2]床。"此惟年壮胃强方可，老年胃气既弱，运动尚虑停滞，必待食久既化，胸膈宽然，未倦犹弗卧，少倦及就枕，过此恐又不成寐矣。

【注释】

[1]《天禄识余》：清代高士奇所撰杂文集。高士奇（1645—1704年），字澹人，号瓶庐，又号江村，钱塘（今浙江杭州）人。

[2] 梦蝶：比喻虚幻无常。典出《庄子·齐物论》："昔者庄周梦为胡蝶，栩栩然胡蝶也；自喻适志与，不知周也；俄然觉，则蘧蘧然周也。"

【白话解】

《天禄识余》说："李黄门称午睡叫摊饭。"陆游诗说："在床上横躺着午睡。"这只有年壮胃强才行，老年人胃气衰弱，运动还担心停滞不消化，必须等到饭后消化了,胸膈开阔不胀了,如果不累就不要睡,到有些疲倦时马上上床,过了这一刻恐怕又睡不着了。

【原文】

坐而假寐,醒时弥觉神清气爽,较之就枕而卧,更为受益。然有坐不能寐者,但使缄其口、闭其目、收摄其心神,休息片时,足当昼眠,亦堪遣日。乐天诗云:"不作午时眠,日长安可度?"此真老年闲寂之况。

【白话解】

坐着打盹,醒时更觉神清气爽,比就枕着枕头在床上睡觉更加有益。不过有人坐着睡不着,只要让他闭口闭眼、收摄心神,休息片刻,就相当于白天睡眠,也能消遣时间。白居易诗说:"如果不午休,日子漫长怎么过?"真是描写了老年人闲居寂寥的景况。

【原文】

当昼即寝,既寝而起,入夜复寝,一昼夜间,寝兴分而二之。盖老年气弱,运动久则气道涩,故寝以节之。每日时至午,阳气渐消,少息所以养阳;时至子,阳气渐长,熟睡所以养阴。东坡诗云:"此身正似蚕将老,更尽春光一再眠。"若少壮阳气方盛,昼寝反令目昏头重,阳亢也。

【白话解】

在白天睡觉，睡醒就起，入夜再睡，一昼夜间，睡起分二次。因为老年人气弱，行动久了气机不利，所以用睡觉来调节。每天时间到了正午，阳气渐渐消减，稍微休息用来养阳；时间至半夜子时，阳气渐渐生长，熟睡用来养阴。苏轼诗说："身体好像蚕儿将老，经历春光仍反复休眠。"如果年少气壮阳气正盛，白天睡觉反而会头重眼花，这是阳气亢盛的缘故。

夜坐

日未出而即醒,夜方阑而不寐,老年恒有之。黄昏时如辄就寝,则愈不能寐。必坐有顷,坐时先调息以定气,塞聪掩明,屏除杂想;或行坐功运动一番(坐功见二卷《导引》内)。《亢仓子》[1]曰:"体合于心,心合于气,气合于神,神合于无。"夜坐如此,即安睡之妙诀。

【注释】

[1]《亢仓子》:旧题为庚桑子所作。庚桑子,相传为周代陈国人,《庄子·庚桑楚》中称其为老聃的弟子。

【白话解】

太阳没出来就睡醒了,夜已深去却睡不着,这是老年人常有的事。黄昏时如果立即去睡觉,就更加睡不着。一定要静坐一会儿,静坐时调节呼吸安定气息,如同塞上耳朵、蒙上眼睛,排除杂念;或者做一番坐功运动一下(坐功见第二卷《导引》内)。《亢仓子》说:"身体与心志吻合,心志与气息吻合,气息与精神吻合,精神与虚无吻合。"像这样夜坐,是有助安然入睡的妙诀。

五脏之精气,上注于目,坐时灯光照耀,即闭目亦似红纱罩之,心因目动,遂致淆乱神明,须置隐灯。放翁诗所云"小帏幛灯便细书"是也。使光不射目,兼养目力;若灭灯而坐更妥。《楞严经》曰:"开眼见明,名为见外;闭眼见暗,名为见内。"《荀子》曰:"浊明外景,清明内景。"意同。

【白话解】

五脏的精气,向上流入眼睛,夜坐时灯光闪耀,就是闭上眼睛也好像红纱遮目一样,心念随着双目动摇,会导致精神混乱,所以需要设置一盏暗灯。陆游诗说的"小小帏幛罩灯,光线昏暗方便写细字"就是这种情况。让灯光不照射到眼睛,可以调养眼力;如果关灯静坐更好。《楞严经》说:"开眼看明亮处,名叫见外;闭眼睛看暗中,名叫见内。"《荀子》说:"含糊地明白道理的人只能看到外表的景象,清楚地明白道理的人才能看到内心的模样。"意思是一样的。

【原文】

坐久腹空,似可进食,亦勿辄食,以扰胃气。《内经》曰:"胃不和则卧不安。"或略进汤饮以暖之,酒更不可饮。气血入夜而伏,酒性动散,两相妨也。夜不食姜亦此意。

【白话解】

静坐久了感觉饥饿,好像想吃些东西,但也不要立刻进食,以免干扰胃气。《黄帝内经》说:"胃不和畅,睡眠就不安稳。"有时可喝些汤水暖胃,酒就不要喝了。人体的气血在入夜之后,静静潜伏于体内,酒性运动发散,两者相互妨碍。夜晚不吃姜也是这个意思。

【原文】

剪烛夜话,此少壮之常,老年若不检束,愈谈笑愈不倦,神气浮动,便觉难以收摄。鲍氏《皇极经世注》曰:"人之神,昼在心,夜在肾。"盖肾主纳气[1],谈笑则气不纳,气不纳则神不藏,所以终夜无寐,谈笑亦足致之。

【注释】

[1]肾主纳气:指肾具有摄纳肺吸入的清气,维持正常的呼吸深度的作用。

【白话解】

剪烛夜谈,这是青壮年常做的事,老年人如果不收敛约束,越谈笑越不知疲倦,心神气息浮动,就觉得难以收敛。鲍氏《皇极经世注》说:"人的精神白天在心,夜晚在肾。"因为肾主纳气,谈笑过多就吸纳不了气,气不被摄纳,精神就不能收藏。所以整晚失眠,足以因谈笑过多而导致。

夜以更点为候,如更点无闻,何所取准?拈香一炷或两炷,随其坐之久暂,令每夜同之,则气血之动定有常,入寝始觉安然。四时夜有长短,各酌其宜可也。

予尝有《秋夜》诗云:"薄醉倦来禁不得,月光窥牖引人看。"凡值月明时,推窗看月,事所恒有,然呼吸间易感风露,为从暖室中顿[1]受凉气耳。《内经》曰:"因于风露,乃生寒热。"秋月弥佳,尤宜戒看。

【注释】

[1]顿:突然。

【白话解】

夜晚静坐以打更的声音当作报时,如果听不到更点,怎么掌握时间?可以燃一两炷香,依照自己静坐的时间,每晚相同,那么人的气血活动就有规律,才能安然入睡。四季的夜晚长短不同,只要适合自己就行。

我曾经作《秋夜》诗:"微微醉后疲倦袭来难禁,但窗外月光映照引人去看。"人们在月亮清朗的夜晚,推开窗户望月亮,是常有的事,可是此时容易呼吸凉气感染风寒,因为在暖室中突然接触了凉气。《黄帝内经》说:"病因源于风寒雾露,可导致恶寒发热。"秋天月亮更好,尤其要避免去看。

夏夜时刻甚短,即早卧仅及冬夜之半,陈傅良[1]诗所谓"短夜得眠常不足"。纵未就枕,宜寝室中坐少顷。至若风檐露院,凉爽宜人,非不快意,但夜气暗侵,每为病根所伏。大凡快意处,即是受病处。老年人随事预防,当于快意处发猛省,又不独此夜坐纳凉之一节也。

【注释】

[1] 陈傅良:陈傅良(1137—1203 年),字君举,号止斋,瑞安(今属浙江)人。南宋学者。所引诗句出自他的《和张端士初夏》。

【白话解】

夏天的夜晚时间很短,哪怕早早睡觉也只有冬夜的一半,正如陈傅良诗所说"短短的夜晚睡眠常常不足"。即使未到上床时候,也应该在卧室中静坐一会儿。至于风吹的屋檐下,露降的庭院中,凉爽宜人,固然令人舒服,只是夜间凉气暗侵,常常会潜伏下病根。通常令人舒服的地方,就是容易感染病邪的地方。老年人要随时注意,在舒服时要猛然醒悟,这不仅是指夜晚静坐乘凉这件事。

【原文】

夜坐乃凝神于静,所以为寐计耳。按《紫岩隐书》曰:"每夜欲睡时,绕室行千步,始就枕。"其说却与坐相反,盖行则身劳,劳则思息,动极而返于静,亦有其理。首篇论安寝,愚谓有操、纵二法。此夜坐是以静求静,行千步是以动求静,与操纵意相参,可以体验得之。

【白话解】

夜晚静坐时凝聚精神归于清静,是为了便于入睡罢了。查看《紫岩隐书》说:"每到晚上想睡觉时,绕房间行走一千步,才上床休息。"他的说法跟静坐相反,因为行走可令身体疲劳,身体疲劳就想休息,运动过头而返于安静,也有他的道理。第一篇谈论安寝时,我说有收、放两种方法。这里夜坐是以静求静,行千步是以动求静,与收、放的方法相结合,可以自己去体会。

中医药健康养生

生文化源远流长，古代养生名家与名著众多，是非常珍贵的文化遗产，有待研究与挖掘。本丛书精选古代中医养生的经典名著与名篇，从普及的角度进行白话译解，为大众提供了一套以古代经典为依托的通俗性养生读本，使普通读者能够较好地认识中华民族的健康理念与养生智慧。

本丛书选择了从秦汉到明清时期在养生学术方面极具代表性的经典养生名著与名篇，通览本丛书，对中医药健康养生文化可以有较系统全面的了解。

本丛书的译解，注意吸收学术界对相关著作的研究成果，力求准确理解与通俗表达，体现学术性与普及性的统一。

卷二

燕居

【原文】

养静为摄生首务。五官之司,俱属阳火;精髓血脉,则阴精也。阴足乃克[1]济[2]阳。《内经》曰:"阴精所奉其人寿,阳精所降其人夭。"[3]降者降伏之降,阴不足而受阳制,立见枯竭矣。养静所以养阴,正为动时挥运之用。

【注释】

　[1]克:能够。

　[2]济:周济、接济。

　[3]阴精所奉其人寿,阳精所降其人夭:出自《素问·五常政大论》,描述地理环境对人体健康的影响,意思是地势高而寒凉的地方,阳气固密,不容易外泄,使人长寿;地势低而炎热的地方,阳气容易外泄,其人容易短寿。

【白话解】

　静养是养生的第一要务。人体五官的职能,都属于阳火;精髓血脉,都属于阴精。阴精充足就能够周济阳火。《黄帝内经》说:"阴精奉养的人长寿,阳精降伏的人短命。"降是降伏的降,阴气不足而受到阳气制约,阴气就会立刻枯竭了。静养可以滋养阴气,正是为了运动时能发挥功用。

《显道经》[1]曰:"骨涌面白、血涌面赤、髓涌面黄、肌涌面黑、精涌面光、气涌面泽。"光泽必根乎精气,所谓晬然[2]见于面也。按"精气"二字俱从米[3],是精气又必资乎米。调停粥饭,饥饱适时,生精益气之功孰大焉!

【注释】

[1]《显道经》:道教著作,撰者不详,收录于《正统道藏》洞神部方法类,或为三国魏王图著《道机经》残本。

[2]晬(suì)然:润泽的样子。晬,通"睟",湿润。典出《孟子·尽心上》:"其生色也,睟然见于面。"

[3]"精气"二字俱从米:"精气"繁体字为"精氣",所以此处说二字俱从米。

【白话解】

《显道经》说:"骨的精气上涌则面色白,血上涌则面色赤,髓中精气上涌则面黄,肌肉精气上涌则面黑,元精上涌则面部发亮,正气上涌则面部润泽。"面部光泽必定根源于体内精气,这就是孟子说的内在充盛令脸上温润。查考"精气(氣)"二字都是米字偏旁,说明精气又必定依赖谷米。合理粥饭,饥饱定时,滋养精气的效果没有什么比得上啊!

【原文】

《记·王制》[1]云:"九十饮食不离寝。"寝谓寝处之所,乃起居卧室之意。如年未九十,精力衰颓者,起居卧室,似亦无不可。少视听、寡言笑,俱足宁心养神,即却病良方也。广成子^[2]曰:"无视无听,抱神以静,形将自正。"

【注释】

[1]《记·王制》:即《礼记·王制》。记录了古代君主治理天下的规章制度。

[2]广成子:道家人物。出自《庄子·在宥》,黄帝向广成子询问养生之道。

【白话解】

《礼记·王制》说:"九十岁时饮食都不离开寝室。""寝室"说的是睡觉的地方,也就是生活起居都在卧室的意思。如果年龄不到九十,精力衰退的人,也在卧室生活起居,这也没什么不可以的。少看少听、节制言笑,都足以让心神安宁而得到养护,这就是祛病的良方。广成子说:"不去看不去听,让精神保持安静,身体也将会恢复正常。"

【原文】

心者神之舍,目者神之牖;目之所至,心亦至焉。《阴符经》^[1]曰:"机在目。"《道德经》曰:"不见可欲,使心不乱。"平居无事时,一室默坐,常以目视鼻,以鼻对脐,调匀呼吸;毋间断,毋矜持,降心火入于气海^[2],自觉遍体和畅。

【注释】

[1]《阴符经》：又称《黄帝阴符经》，道教养生著作，著者不详。

[2]气海：穴位名。在下腹部，前正中线上，脐下1.5寸。也有将下丹田称作气海的。

【白话解】

心是精神的居舍，眼睛是心神的窗户，眼光所到处，心神也随之而到。《阴符经》说："关键在于眼。"《道德经》说："不看想要的东西，让心神不乱。"平时无事时，一个人在房内默坐，常用眼睛观鼻，垂头鼻尖对着肚脐，调匀呼吸；不要间断，不要刻意，这样将心火下降到气海丹田，自然会感觉全身和畅。

【原文】

《定观经》[1]曰："勿以涉事无厌，故求多事；勿以处喧无恶，强来就喧。盖无厌无恶，事不累心也；若多事就喧，心即为事累矣！"《冲虚经》[2]曰："务[3]外游，不如务内观。"

【注释】

[1]《定观经》：即《洞玄灵宝定观经》，约成书于南北朝时期，记述了道教静心安坐的养生方法。

[2]《冲虚经》：即《列子》。所引文字出自《列子·仲尼》。

[3]务：追求。

《定观经》说："不要因接物处事不觉得厌烦，就没事找事；不要因处于喧扰中不觉厌恶，就故意去喧哗的地方。能够不厌烦不介意，说明事情没有牵累内心；如果常常没事找事，喜欢喧闹，心神就被事物牵累了！"《冲虚经》说："与其追求在外游荡，不如追求内心省视。"

【原文】

心不可无所用，非必如槁木、如死灰[1]，方为养生之道。静时固戒动，动而不妄动，亦静也。道家所谓"不怕念起，惟怕觉迟"。至于用时戒杂，杂则分，分则劳。惟专则虽用不劳，志定神凝故也。

【注释】

[1] 如槁木、如死灰：典出《庄子·齐物论》："形固可使如槁木，而心固可使如死灰乎？"是一种忘记物我之分，让形体和精神保持寂静的养生方法。

【白话解】

心不能不发挥作用，不一定非要像枯木或死灰，才是养生之道。安静时当然避免动，但如果能做到心动而不乱动，这也是安静。道家说"不怕人们产生意念，只怕人们醒悟得迟"。至于用心的时候，要注意心念不杂乱，杂乱就分心，分心就劳心。只有专一了，那么用心就不劳累，这是神志安定、精神集中的缘故。

人借气以充其身，故平日在乎善养，所忌最是怒。怒心一发，则气逆而不顺，窒而不舒；伤我气，即足以伤我身。老年人虽事值可怒，当思事与身孰重，一转念间，可以涣然冰释。

【白话解】

人依赖元气来充实身体，所以平日在于好好调养，最忌讳发怒。人一有发怒情绪，就会气机逆乱而不顺畅，阻滞而不舒通。伤了自己的气，就是伤了自己的身。老年人即便碰上可怒之事，应当考虑到事情与身体相比哪一个重要，转念之间，可以一下子消气了。

【原文】

寒暖饥饱，起居之常，惟常也，往往易于疏纵，自当随时审量。衣可加即加，勿以薄寒而少耐；食可置即置，勿以悦口而少贪。《济生编》曰："衣不嫌过，食不嫌不及。"此虽救偏之言，实为得中之论。

【白话解】

寒暖饥饱，是生活中的平常事，只是因为平常，人们往往容易疏忽放松，自己应当随时注意。该加衣时就立即加衣，不要因为微寒而忍耐一些；想备办的食物就立刻置办，不要因为爽口而多吃一些。《济生编》说："穿衣不嫌过多，饮食不嫌过少。"这虽然是补救偏缺的言论，但确实是中肯的。

春冰未泮[1]，下体宁过于暖，上体无妨略减，所以养阳之生气。绵衣不可顿加，少暖又须暂脱。北方语曰：若要安乐，不脱不着。南方语曰：若要安乐，频脱频着。

【注释】

[1] 泮(pàn)：散，解。这里指消融。

【白话解】

春天冰雪未消融，下半身宁可穿得暖一些，上半身则不妨少穿些衣服，这样可以养护阳气。丝绵衣不要一下就加穿，稍觉暖热又需要暂时脱下来。北方谚语说："若要身体安乐，不要随便脱穿衣服。"南方谚语说："若要身体安乐，要看气候随时脱穿衣服。"

夏月冰盘，以阴乘阳也；冬月围炉，以阳乘阴也，阴阳俱不可违时。《内经》曰："智者之养生也，必顺四时而调寒暑。"然冬寒犹可近火，火在表也；夏热必戒纳凉，凉入里也。

《济世仁术编》曰："手心通心窍。"大热时，以扇急扇手心，能使遍体俱凉。愚谓不若谚语云："心定自然凉。""心定"二字可玩味。

夏天用冰盘,是以阴气克阳气;冬月围炉火,是以阳气克阴气,阴阳都不能违背当季的时令。《黄帝内经》说:"智者养生,必定顺应四季寒暑而调节冷暖。"然而寒冬还能靠近炉火,因为火热只在表面;大暑天气必须当心受凉,因为凉会进入体内。

《济世仁术编》说:"手心可以通达心窍。很热时,用扇子急扇手心,能使全身都凉。"我认为不如谚语说得好:"心定自然凉。""心定"二字值得细细体会。

省心

六淫[1]之邪,其来自外,务调摄所以却之也。至若七情内动,非调摄能却。其中喜怒二端,犹可解释。傥事值其变,忧、思、悲、恐、惊五者,情更发于难遏。要使心定则情乃定。定其心之道何如?曰"安命"。

【注释】

[1] 六淫:中医指风、寒、暑、湿、燥、火六种致病邪气。

【白话解】

风、寒、暑、湿、燥、火等六种病邪,来自外界,可以注意预防来抵御它们。至于喜、怒、忧、思、悲、恐、惊七情在内心扰动,就不是调养身体能抵御的。其中喜怒两种情绪,还能消除缓解;倘若发生事情变故,忧、思、悲、恐、惊五种情绪发作就不易阻止了。只有让内心安定,情绪才能稳定。什么是平定内心的方法呢?就是"安于天命"。

【原文】

凡人心有所欲,往往形诸梦寐,此妄想惑乱之确证。老年人多般涉猎过来，其为可娱可乐之事，滋味不过如斯，追忆间，亦同梦境矣！故妄想不可有，并不必有，心逸则日休也。

【白话解】

　　多数人心中有欲念，往往会表现在睡梦中，梦是人们胡思乱想扰乱心神的证明。老年人大多有些经历，那些令人娱乐的事情，滋味不外如此，追忆时，也像梦境一样。所以胡思乱想不应有，也不必有，心情安逸日子才过得逍遥。

【原文】

　　世情世态，阅历久看应烂熟。心衰面改，老更奚求？谚曰："求人不如求己。"呼牛呼马[1]，亦可由人，毋少介意；少介意便生忿[2]，忿便伤肝。于人何损？徒损乎己耳。

【注释】

　　[1]呼牛呼马：称我为牛也好，称我为马也好。比喻不计较别人的詈骂或称赞。典出《庄子·天道》："昔者子呼我牛也而谓之牛，呼我马也而谓之马。"
　　[2]忿(fèn)：生气，恨。

【白话解】

　　人间百态，经历惯看得多应该很熟悉了。老年人心气已衰，脸容已改，还追求什么呢？谚语说："求人不如求己。"詈骂也好，称赞也罢，也都可以听任他人，不要有什么介意。稍有点介意便会生气，生气就伤肝。这对别人有什么伤害吗？只是损害自己罢了。

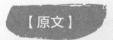

少年热闹之场，非其类则弗亲；苟不见几[1]知退，取憎而已。至与二三老友，相对闲谈，偶闻世事，不必论是非，不必较长短，慎尔出话，亦所以定心气。《语》云："及其老也，戒之在得。"财利一关，似难打破，亦念去日已长，来日已短，虽堆金积玉，将安用之？然使恣意耗费，反致奉身匮乏，有待经营，此又最苦事。故"节俭"二字，始终不可忘。

【注释】

[1] 几：苗头，征兆。

【白话解】

少年人的热闹场面，跟老年人不合适就不要亲近，如果不是见到苗头就离开，只能令人厌烦而已。至于跟二三老友相对闲谈，随便听听世情，不必论是非较长短，慎重说话，这也是平定心气的方法。《论语》说："到了老年，要警惕贪欲。"钱财利益这一关，看似很难打破，但也要考虑到过去经历已多，未来时日已短，即使堆积金玉，将要怎么使用呢？当然如果肆意挥霍，反而使养老物资缺乏，需要去营求，这又是苦差事。所以"节俭"二字，始终不能忘记。

衣、食二端,乃养生切要事。然必购珍异之物,方谓于体有益,岂非转多烦扰?食但慊[1]其心所欲,心欲淡泊,虽肥浓亦不悦口;衣但安其体所习,鲜衣华服,与体不相习,举动便觉乖[2]宜。所以食取称意,衣取适体,即是养生之妙药。

【注释】

[1]慊(qiè):满足、满意。

[2]乖:不顺,不和谐。

【白话解】

衣、食这两件事,是养生最紧要的事情。然而如果说一定要买奇异珍贵的东西,才对身体有益,这难道不是反而增加了烦扰?饮食只要符合内心所想即可,心中想淡泊,即使是膏粱厚味也不可口;衣服只要身体穿得合适即可,即使有华衣美服,如果身体不习惯,举止就觉得怪异。所以饮食只吃合意的,衣服只穿适合身体的,这就是养生的妙药。

【原文】

凡事择人代劳,事后核其成可也;或有必亲办者,则毅然办之;亦有可姑置者,则决然置之。办之所以安心,置之亦所以安心,不办又不置,终日往来萦怀,其劳弥甚。

大凡做事找人代劳,事后核实成果就行了。或者有一定要亲自办理的事情,就毅然办理;也有可以暂时放置一边的,就坚决放置。办理能够安心,放置也能够安心,如果既不办理又不放置,每天心中挂念,这更加累人。

【原文】

老年肝血渐衰,未免性生急躁。旁人不及应,每至急躁益甚,究无济于事也,当以一"耐"字处之。百凡自然就理,血气既不妄动,神色亦觉和平,可养身兼养性。

【白话解】

老年人肝血渐渐衰弱,不能滋养肝气,未免性情急躁。身旁的人来不及回应,常常导致更加急躁,最终也不会对事情有所帮助,所以应当用"忍耐"来处理。一切自然合理,人体的血气既不会妄动,神色也能平和,这样既可养身又可养性。

【原文】

年高则齿落目昏、耳重听、步蹇涩,亦理所必致。乃或因是怨嗟,徒生烦恼。须知人生特不易到此地位耳!到此地位,方且自幸不暇,何怨嗟之有!

人们年纪大后就出现牙齿脱落、眼睛昏花、耳朵重听、步履艰难等情况,这也是自然规律。如果因为这样产生怨叹,那是自寻烦恼。要知道人生到达高龄的地步也不容易啊!到达这种情况,尚且来不及自我庆幸,哪里来的怨叹呢!

【原文】

寿为五福之首[1],既得称老,亦可云寿。更复食饱衣暖,优游杖履,其获福亦厚矣!人世间境遇何常?进一步想,终无尽时;退一步想,自有余乐。《道德经》曰:"知足不辱,知止不殆,可以长久!"

【注释】

[1] 寿为五福之首:出自《尚书·洪范》:"五福:一曰寿,二曰富,三曰康宁,四曰攸好德,五曰考终命。"

【白话解】

寿是五福之首,既然能被称为老人,也可说是长寿了。又加上老年时能吃饱穿暖,优哉游哉地拄杖散步,所得的福分也很深厚了。人世间的境遇哪能永久呢?如果进一步追求,始终不会有尽头;而退一步考虑,就能自得其乐。《道德经》说:"知道满足就不会招致羞辱,知道止步就不会有危险,就可以生命长久!"

身后之定论,与生前之物议,己所不及闻、不及知,同也。然一息尚存,必无愿人毁己者,身后亦犹是耳。故"君子疾没世而名不称[1]",非务名也,常把一"名"字着想,则举动自能检饬[2],不至毁来;否即年至期颐[3],得遂考终,亦与草木同腐。《道德经》曰:"死而不亡者寿!"谓寿不徒在乎年也。

【注释】

[1] 君子疾没世而名不称:君子怕的是死后名声不被大家所称颂。语出《史记·伯夷列传》。

[2] 检饬(chì):整顿。

[3] 期颐:一百岁。

【白话解】

身后的定论和生前的评价,自己听不到、不知道的那些,都是一样的。不过只要一息尚存,肯定没人愿意被人诋毁自己,死后也一样。所以有"君子害怕死后不能被人称道"的说法,这不是说要追求名誉,而是说如果一个人经常为"名"着想,那么他的言行举止定能自我约束,名声也不会被败坏;否则活到一百岁,得以考终正寝,名声也同草木一样腐烂。《道德经》说:"死了却永远活在人们心中的人,是真正的长寿。"说明长寿不只是在于年龄。

见客

《记·王制》曰:"七十不与宾客之事。"盖以送迎仆仆,非老年所能胜。若夫来而不往,《记》以为非礼,岂所论于老年?予尝有《扫径》诗云:"积闲成懒痼难砭,扫径欣看客迹添。若要往来拘礼法,尔音金玉[1]亦无嫌[2]。"

【注释】

[1] 尔音金玉: 意为嘴上说好听的,心里则疏远。典出《诗经·小雅·白驹》:"毋金玉尔音,而有遐心。"

[2] 无嫌: 意为无妨,不在乎。

【白话解】

《礼记·王制》说:"七十岁不参与会客的事情。"因为送客迎宾的劳累,不是老年人所能承受的。至于来而不往,《礼记》认为不符合礼仪,这规矩哪里是指老年人呢? 我曾经作《扫径》诗说:"休闲至于懒散已成为难改的毛病,打扫小路高兴地看到宾客前来的痕迹增多。如果有人一定要拘于有来有往的礼仪,那口头上说好,实际疏远他也无妨。"

见客必相揖，礼本不可废，但恐腰易作酸，此礼竟宜捐弃。腰为肾之府，肾属水，水动则生波。又按《蠡海集》云："肺居上，肝居下。"一鞠躬则肺腑肝仰矣。故嵇康[1]言："礼岂为我辈设！"愚谓："揖岂为老年设！"

【注释】

[1] 嵇康：嵇康（224—263 年），字叔夜，谯国铚县（今属安徽）人，三国魏思想家、音乐家、文学家，"竹林七贤"之一。著有《养生论》等。所引文字出自南朝宋刘义庆《世说新语》。

【白话解】

会客肯定要互相作揖，礼仪本不该废除，只是担心容易腰酸，这种礼仪终究应该放弃。腰是肾的所在，肾属水，水动就生波浪。又查考《蠡海集》说："肺居上，肝居下。"一鞠躬肺腑肝脏位置就反了。所以嵇康说："礼仪哪里是为我这种人设立的？"我认为："作揖哪里是为老年人设立的！"

【原文】

客至进茶，通行之礼。茶必主客各一，谓主以陪客也。老年交好来往，定皆习熟，止以佳茗进于客可耳；若必相陪，未免强饮。或谓设而不饮亦可，又安用此虚文？

客人来了上茶是通行的礼节。上茶时肯定主人客人各一杯,因为主人要陪客人。老年人友好来往,大多都很了解各自习惯,只是把好茶献给客人就行了;如果一定要陪着喝,未免硬喝。有人说设茶而不喝也行,那么哪里需要这种虚假的礼仪呢?

【原文】

老年人着衣戴帽,适体而已,非为客也。热即脱,冷即着。见客不过便服,如必肃衣冠而后相接,不特脱着为烦,寒温亦觉顿易,岂所以适体乎?《南华经》曰:"是适人之适,而不自适其适者也。"倘有尊客过访,命阍人[1]婉辞也可。

【注释】

[1]阍(hūn)人:守门人。

【白话解】

老年人穿衣戴帽,让身体舒适就行,不是为了客人而穿。感觉热就脱,感觉冷就穿。会客不过穿便服即可,如果一定要整理衣帽才能接客,不单穿衣脱衣麻烦,寒温也觉时刻改变,这哪里是让身体舒适呢?《庄子》说:"这是适合别人的需要,而不适合自己的需要。"倘若有尊贵的客人到访,让看门人婉言谢绝也可以。

凡客，虽盛暑，其来也必具衣冠，鹄立堂中，俟主人衣冠而出，客已热不能胜。当与知交约，主不衣冠，则客至即可脱冠解衣。本为便于主，却亦便于客。

【白话解】

通常客人来，即使是盛夏，也会衣冠整齐直立堂中，等到主人整衣束冠出来迎接，客人已经热到受不了了。所以应该和知己约定，主人可以不正装待客，客人来了也能立即脱帽解衣。这样做既方便主人，也方便客人。

【原文】

喜谈旧事，爱听新闻，老人之常态。但不可太烦，亦不可太久，少有倦意而止。客即在座，勿用周旋。如张潮诗所云"我醉欲眠卿且去[1]"，可也。大呼大笑，耗人元气，对客时亦须检束。

【注释】

[1]我醉欲眠卿且去：出自李白《山中与幽人对酌》："两人对酌山花开，一杯一杯复一杯。我醉欲眠卿且去，明朝有意抱琴来。"文中云出自张潮诗，未知何据。

喜谈陈年往事,爱听新鲜见闻,是老人的正常状态。只是不能太多,也不能太久,有些倦意就停。客人就是在座,也不用刻意应酬。如张潮诗所说的"我已喝醉昏昏欲眠,您可以自行离去",这样就好了。大叫大笑会耗人元气,会客时也要加以约束。

【原文】

往赴筵宴,周旋揖让,无此精力,亦少此意兴。即家有客至,陪坐陪饮,强以所不欲,便觉烦苦。至值花晨月夕,良友欢聚,偶乐开樽设馔,随兴所之可也,毋太枯寂。

【白话解】

去赴宴席,应酬行礼,没有这个精力,也没有这种兴趣。即使家中有客人来,陪坐陪吃,如果是自己不愿意而勉强做的,就会感觉烦闷苦恼。至于碰上良辰美景,好友欢聚,偶尔高兴地喝酒吃饭,随着兴致去做也可以,不要让自己太寂寞。

【原文】

庆吊之礼,非老年之事,自应概为屏绝。按:《礼》重居丧,《曲礼》[1]犹曰"七十惟衰麻在身,饮酒食肉处于内";又《王制》曰:"八十齐[2]丧之事弗及也。"况其他乎!

【注释】

　　[1]《曲礼》:《礼记》篇名,分上下两篇。

　　[2]齐:通"斋",即斋戒。

【白话解】

　　喜丧仪式,不是老年人参与的事情,应该一概回绝。按语:虽然《礼记》很重视居丧礼仪,但《礼记·曲礼》仍说"七十岁的老人只需穿麻戴孝,吃饭喝酒在家里即可";另外《礼记·王制》说:"八十岁的老人,斋戒居丧的事不需参与。"何况其他?

出门

邵子自言"四不出"：大风、大雨、大寒、大热也。愚谓非特不可出门，即居家亦当密室静摄，以养天和；大雷大电，尤当缄口肃容，敬天之怒。如值春秋佳日，扶杖逍遥，尽可一抒沉郁之抱。

【白话解】

邵雍先生自称有"四不出门"的原则，即大风、大雨、大寒、大热。我认为不单不要出门，就是居家也要在封闭的房间静静调神，以调养人体元气；雷鸣电闪时，更要闭口不语，庄重仪容，恭敬地面对上天的愤怒。假如春秋两季碰上好天气，则拄杖自在外出，尽情抒发沉郁压抑的心怀。

【原文】

偶然近地游览，茶具果饵，必周备以为不时之需。置食篼[1]，竹编如盒，叠作数层，外以环约之，使一手可提。《记·王制》曰："膳饮从于游。"乃兼具酒食。如近地亦非必备。

【注释】

[1] 簏(lù): 竹箱。

【白话解】

偶然到附近游览,必须周全地准备好茶具果品,以便随时取用。把准备装食品的竹箱,重叠成几层,外面绕圈束住,用一只手可以提起来。《礼记·王制》说:"膳饮要跟随游览。"就是说要同时准备酒食。如果是很近的地方也不一定必须要准备。

【原文】

春秋寒暖不时,即近地偶出,绵、夹衣必挈[1]以随身。往往顷刻间,气候迥异。设未预备,乍暖犹可,乍凉即足为患。

【注释】

[1] 挈(qiè): 带,领。

【白话解】

春秋两季气候变化无常,即使就近出游,也要随身携带丝绵衣、夹衣。往往一眨眼的工夫,气候就完全不同。假如没做准备,一下子变暖还行,一下子变冷就容易生病了。

乘兴而出,不过迩[1]在村郭间,可泛小舟,舟前后必障蔽。乐天诗所谓"一茎竹篙剔船尾,两幅青幕覆船头"也。舟中不能设椅,屹坐摇杌[2],殊觉不宁。制环椅无足,平置舟板上,与坐环椅无别。居家时不妨移置便榻,亦堪小坐。

舟中别置褥,厚而狭者,可坐可卧;另置枕,短而高者,可靠手、可枕首。微觉懒倦,有此则坐卧胥安。

【注释】

[1]迩(ěr):近。

[2]屹坐摇杌(wù):高高坐着,身体动摇。屹,高耸的样子。杌,动摇。

【白话解】

乘兴出游,不过近在村郭间,可乘小船,小船前后要遮起来,这就是白居易诗说的"一根竹竿拨动船尾,船头用两幅青色帷帐遮蔽"。小船内不能摆椅子,高高坐着会摇晃,觉得特别不安稳。可制作一张无凳脚的环形椅,平放在船板上,就跟平时坐环椅没什么分别。在家时不妨移作便榻,也能坐在上面休息。

船中另外放置厚而窄的褥子,可以用来坐也可用来躺;另外放个短而高的枕头,可用来靠手,也可用来枕头。如果感觉有些懒倦,有这种褥子坐卧都舒服。

足力尚健者,备游山鞋。每制必二緉[1],上山则底前薄后厚,下山则底前厚后薄,趁宜而着,命童子携之。古人有"登山屐[2]",去屐前齿,亦此意。

折叠凳,游具也。四足,两两交加,边则但具前后,以木棉缕绷为面,软而可折,今俗称"马踏子"。其制昉自前明,见《三才图会》[3]。予诗有"稳坐看山权当榻,不妨折叠入游囊"之句。凡出门,命携以相随,足力倦即堪少坐,不必专为游山也。

【注释】

[1] 緉(liǎng):古代计算鞋的单位,相当于"双"。

[2] 登山屐:南朝宋诗人谢灵运游山时常穿的一种有齿的木屐。

[3]《三才图会》:又名《三才图说》,明代王圻、王思义撰写的百科式图录类书。

【白话解】

脚力还健运的人,准备登山鞋。每次准备两双,上山时鞋底前薄后厚,下山时鞋底前厚后薄,看情形而穿,让仆童带着。古人有登山屐,去掉木屐的前齿,就是这个了。

折叠凳也是出游用品。四只脚,两两叠合在一起,边缘只有前后,用木棉线拉紧作为凳面,软而能折,现俗称"马踏子"。它的制式起于明朝,可参见《三才图会》。我有诗说"稳坐马踏看山间风景,姑且当成床榻,走时不妨折叠,放入出游包中"。大凡出门,让仆人带上跟在身后,脚累了就坐一会儿,不一定专门为游山而用。

太白诗:"饭颗山头逢杜甫,头戴笠子日卓午。"又东坡戴笠行雨中,绘《笠屐图》。笠为古人所恒用,御雨兼障日。夏秋之初,或倚杖而出,亦可预办。制以棕与藤,俱嫌少重,竹为骨,皂纱蒙其上,似较轻便。另用纱二寸许,垂于笠边,谓之"笠檐",亦堪障日。

【白话解】

李白诗说:"在饭颗山上遇到老朋友杜甫,头上戴着竹笠日头刚好是中午。"另外苏轼戴斗笠走在雨中,绘成了《笠屐图》。可见斗笠是古人常用的东西,挡雨兼遮日。夏秋之初,有时拄杖出门,也可准备一顶。用棕皮和藤条制作的斗笠,都嫌有些过重,用竹子作为笠骨,用皂纱蒙在上面,就比较轻便。另外用大约二寸的纱布,挂在笠边,叫作笠檐,也能遮阳。

【原文】

老年出不远方,无过往来乡里。《曲礼》曰"行役以妇人",谓设有不得已而远行,所以虑之周也。以妇人者,妇人举动柔和,故用之。然此亦古人优体衰羸,不嫌过于委曲。苟有勤谨童仆,左右习惯者,未始不可用。

　　老年人出门不到远方去，不超过来往的乡里之间。《礼记·曲礼》说"出差办事要带着随行的妇女"，是说如果不得已出门办事，就要考虑周到。带着随行的妇女，这是因为妇女举动柔和，所以带她们。然而这也是因为古人为了照顾好衰败瘦弱的身体，才这么不嫌麻烦。如果有勤勉谨慎的童仆，在身边侍奉惯了，未尝不能使用。

【原文】

　　远道行李，必作信宿[1]计，各项周备外，其要尤在床帐。办阔大折叠凳二（其制见前），或棕绷之，或皮绷之，两凳相接而排，长广恰如床式。闻军营中多用此。帐用有骨子可以架起者（制详四卷《帐》内）。

【注释】

　　[1]信宿：连宿两夜，或指两三日。

【白话解】

　　出门远行的行李，必须要考虑两三晚的住宿问题，各种东西齐备外，尤其注意床帐。准备两张宽大的折叠凳（其形制见前），或用棕藤拉紧，或皮条拉紧，把两张凳子并排连接，长宽正好像床的样子。听说军营中用这个很多。帐子要用有骨架可以支撑起来的（其制作方式详见第四卷《帐》一节内）。

严冬远出,另备帽,名"将军套"。皮制边,边开四口,分四块:前边垂下齐眉,后边垂下遮颈,旁边垂下遮耳及颊。偶欲折上,扣以钮,仍如整边。趁寒趁暖,水陆俱当。

【白话解】

严冬时节出远门,还要准备帽子,这种帽子叫将军套。用皮做帽边,边上开四个口子,分成四块:前边垂到眼眉,后边垂下遮住脖子,旁边垂下遮住耳朵和脸颊。偶尔想往上折,用纽扣上,仍然像整齐的帽边。寒天暖天、水上陆地都适用。

防疾

【原文】

心之神发于目，肾之精发于耳。《道德经》曰："五色令人目盲，五音令人耳聋。"谓淆乱其耳目，即耗敝其精神。试于观剧时验之：静默安坐，畅领声色之乐，非不甚适；至歌阑舞罢，未有不身疲力倦者，可恍悟此理。

【白话解】

心神向外表现在眼睛，肾精向外表现在耳朵。《道德经》说："过多色彩令人目盲，过多声音令人耳聋。"是说它们淆乱人的视听，就损耗了人的精神。可以在观赏戏剧时试着体验：当静静地安坐时，畅快地领略声色的乐趣，非常舒服；等到歌舞结束后，没有不感觉身疲力倦的，由此可悟出这个道理。

【原文】

久视伤血、久卧伤气、久坐伤肉、久立伤骨、久行伤筋，此《内经》"五劳所伤"之说也。老年惟久坐、久卧不能免，须以导引诸法，随其坐卧行之（导引有睡功、坐功，见本卷末），使血脉流通，庶无此患。

长时间地用眼会损伤血,长时间地睡眠会损伤气,长时间地坐会损伤肌肉、长时间地站立会损伤骨、长时间地行走会损伤筋,这是《黄帝内经》"五种劳累损伤"的说法。只是老年人不能避免久坐、久卧,因此需要用导引等方法,随着坐卧来运动(导引有睡功、坐功,见本卷末),使血脉流通,就没有这些问题。

【原文】

男女之欲,乃阴阳自然之道。《易大传》[1]曰"天地纲缊,男女构精"是也。然《传》引《损》卦爻辞以为言,"损"乃损刚益柔之象,故自然之中,非无损焉;老年断欲,亦盛衰自然之道,《损》之爻辞曰"窒欲"是也。若犹未也,自然反成勉强,则损之又损,必至损年。

【注释】

[1]《易大传》:即《易传》,或指《系辞》,是解释《易经》的文字。出自《史记·太史公自序》:"《易大传》:'天下一致而百虑,同归而殊涂。'""天地纲缊,男女构精"一句,出自《易传》里的《系辞下》。

【白话解】

男女的情欲,体现了自然阴阳配合的法则,正如《易大传》所说"天地二气交会化育万物,夫妻男女交接繁衍人类"。可是《易传》引用损卦的爻辞作为说明,损卦是损阳刚、益阴柔的卦象,所以自然法则并非不会损害身体。老年人断绝性欲,也是身体由盛而衰的自然变化。损卦的爻辞说"抑制欲望"就是这个意思。如果到了老年体弱时还不能断欲,那就使应该自然的事变得勉强,那么必定反复损害形体,最终减年折寿。

五脏俞穴[1]，皆会于背。夏热时，有命童仆扇风者，风必及之，则风且入脏，贻患非细，有汗时尤甚。纵不免挥扇，手自挥动，仅及于面，犹之御风而行，俱为可受。静坐则微有风来，便觉难胜，动阳而静阴，面阳而背阴也。

【注释】

[1] 俞穴：穴位的统称。或指背部的背俞穴，是五脏六腑精气输注的穴位。这里取第二种含义。

【白话解】

五脏的背俞穴，全部会集在背部。夏天天气热时，有人让童仆扇风，所扇的风必定到达背俞穴而进入脏腑，贻留的祸患不小，出汗的时候更厉害。纵然不能免除挥扇，让手自然挥动，仅扇及面部，就像迎风而行，这些都能承受。静坐时如稍微有风过，就觉难以忍受。因为动属于阳而静属于阴，面部属于阳而背部属于阴。

【原文】

时疫流行，乃天地不正之气，其感人也，大抵由口鼻入。吴又可[1]论曰"呼吸之间，外邪因而乘之，入于膜原[2]"是也。彼此传染，皆气感召，原其始，莫不因风而来。《内经》所谓"风者，善行而数变"。居常出入，少觉有风，即以衣袖掩口鼻，亦堪避疫。

【注释】

　　[1] 吴又可：即吴有性，字又可，号淡斋。吴县（今江苏苏州）人。明末清初医学家。所引文字出自他的温病著作《温疫论》。

　　[2] 膜原：《温疫论》中指半表半里，人体表里交界处。

【白话解】

　　瘟疫流行，是天地不正之气所造成的，它感染人体时，大都从口鼻进入。正如吴又可论述说："呼吸之间，外邪乘机从口鼻而入，进到人体半表半里之间。"瘟疫互相传染，都是被疫气感触到的，推究得病原因，没有不是因为风而来的。《黄帝内经》说："风，善于流行而变化多端。"平时出入，稍微感觉有风，就要用衣袖掩住口鼻，这样也能避免瘟疫。

【原文】

　　窗隙门隙之风，其来甚微，然逼于隙而出，另有一种冷气，分外尖利。譬之暗箭焉，中人于不及备，则所伤更甚！慎毋以风微而少耐之。

【白话解】

　　门窗缝隙的风，它的来势很小，但是它由缝隙透出，更有一种寒冷之气，分外刺人。就好像放暗箭，人们来不及防备就被射中，那样造成的伤害就更厉害！千万不要因为风小而稍稍忍耐。

酷热之候，俄然大雨时行，院中热气逼入于室，鼻观中并觉有腥气者，此暑之郁毒，最易伤人。《内经》曰："夏伤于暑，秋为痎疟[1]。"须速闭窗牖，毋使得入。雨歇又即洞开，以散室中之热。再如冷水泼地，亦有暑气上腾，勿近之。

【注释】

[1]痎（jiē）疟：疟疾的通称。多因夏季被暑气所伤，秋季复感风邪所致，常有寒热往来、头痛、口渴欲饮等症状。

【白话解】

酷热的时候，突然一下子下起大雨，院中的热气逼进室内，鼻子中感觉有腥气味，这是暑气的积毒，最容易伤人。《黄帝内经》说："夏天被暑气所伤，秋天会患痎疟病。"所以要赶快关闭门窗，不要让暑毒进入。雨停后再打开门窗，以散发房中的热气。再如把冷水泼在地上，也有暑气上升，不要靠近。

【原文】

饱食后不得急行，急行则气逆，不但食物难化，且致壅塞。《内经》所谓"浊气在上，则生䐜胀[1]"。饥不得大呼大叫，腹空则气既怯，而复竭之，必伤肺胃。五脏皆禀气于胃，诸气皆属于肺也。

[1] 膜（chēn）胀: 胸膈胀满。

【白话解】

吃饱饭后不要急走, 急走就气机逆乱, 不但食物难以消化, 还会导致气血壅塞。《黄帝内经》说: "浊气在上部, 则产生胸膈胀满。" 饥饿时不能大呼大叫, 因为肚中空空本来元气就弱, 如果又耗尽它, 肯定伤及肺胃。因为五脏的精气都从胃来, 所有气的运动都属肺主管。

【原文】

凡风从所居之方来, 为"正风", 如春东风、秋西风, 其中人也浅; 从冲后来为"虚风", 如夏北风、冬南风, 温凉因之顿异, 伤人最深。当加意调养, 以补救天时, 凉即添衣, 温毋遽脱, 退避密室, 勿犯其侵。

【白话解】

大多数风从所属的方位刮来, 是正常的风, 如春天的东风、秋天的西风, 它侵害人的话也轻浅; 从相冲的方向刮来的是"虚风", 如夏天刮北风, 冬天刮南风, 令气候寒暖立刻不同, 这样的风伤人最深。所以人们应当注意调养, 以补救季节变化的影响。冷了就添衣, 热了不要立即脱衣, 要避居到密实的房间, 不要迎着风的来势。

三冬天地闭,血气伏。如作劳出汗,阳气渗泄,无以为来春发生之本,此乃致病之原也。春秋时大汗,勿遽脱衣,汗止又须即易,湿气侵肤,亦足为累。

石上日色晒热,不可坐,恐发臀疮;坐冷石恐患疝气[1]。汗衣勿日曝,恐身长汗斑;酒后忌饮茶,恐脾成酒积[2];耳冻勿火烘,烘即生疮;目昏毋洗浴,浴必添障。凡此日用小节,未易悉数,俱宜留意。

【注释】

[1]疝气:通常指人体内脏器官的一部分离开了原来的部位,通过人体间隙、缺损或薄弱处进入另一部位的病症。

[2]酒积:因饮酒过多所致的积滞。

【白话解】

冬季天地闭合,人体的血气也潜伏。如果劳动出汗,就令阳气渗泄出外,不能成为来年春天生发元气的根基,这就是致病的原因。春秋季节大汗淋漓,不要立即脱衣服,汗止就要立即换衣服,因为湿气侵袭肌肤,也足以成为麻烦。

不能坐在太阳晒得很热的石头上,坐了恐怕屁股上会长疮;也不能坐在冰凉的石头上,坐了恐怕会患疝气。出汗的衣服不要放在太阳下暴晒,穿上之后恐怕身体会长汗斑;酒后忌讳喝茶,恐怕脾中形成酒积;耳朵受冻不要用火烤,烤了就生疮;眼睛昏花不要洗浴,洗浴会导致目障。凡是这些日常生活的小事,不能一一罗列,都应该注意。

慎药

老年偶患微疾,加意调停饮食,就食物中之当病者食之;食亦宜少,使腹常空虚,则络脉易于转运,元气渐复,微邪自退,乃第一要诀。

【白话解】

老年偶然染上小病,要注意调理饮食,在食物中选适合病情的东西吃一些。吃也不要多,要让肚子经常半空着,那么络脉就容易运转,元气渐渐恢复,小病自然消退,这是治病的第一要诀。

药不当病,服之每未见害,所以言医易,而医者日益多。殊不知既不当病,便隐然受其累,病家不觉,医者亦不自省。愚谓微病自可勿药有喜,重病则寒凉攻补,又不敢轻试。谚云"不服药为中医[1]",于老年尤当。

【注释】

[1] 中医:中等的医术或医生。

药物即使与病情不合，服用后也常常见不到害处，所以讲论医道看似容易，因而医生越来越多。却不知既然药物不合病情，就已暗中造成影响，病人没感觉，医生也不反思自己。我认为小病自然可以不用吃药而痊愈，重病的话对于寒凉攻补药物，又不敢轻易尝试。谚语有"不服药就相当于得到了中等水平的医治"，这句话对于老年人尤其恰当。

【原文】

病有必欲服药者，和平之品甚多，尽可施治。俗见以为气血衰弱，攻与补皆必用人参。愚谓人参不过药中一味耳，非得之则生，弗得则死者；且未必全利而无害，故可已即已。苟审病确切，必不可已，宁谓人参必戒用哉？

【白话解】

有的病是必须要服药的，药性平和的药物也很多，完全足够治病。一般人认为气血衰弱，攻法、补法都要用人参。我认为人参不过是药物中的一种，不是有它就一定活，没它就一定死。况且也不是都对人有利而无害，所以能不用就不用。而如果诊断准确，必须用人参不可，哪能说人参一定要避免用呢？

　　凡病必先自己体察，因其所现之证，原其致病之由。自顶至踵寒热痛痒何如，自朝至暮起居食息何如，则病情已得，施治亦易。至切脉又后一层事。所以医者在乎问之详，更在病者告之周也。

【白话解】

　　得病一定要自己先观察，根据身体表现的症状，推求致病的原因。从头到脚的寒热痛痒状况怎么样，从早到晚的起居饮食休息怎么样，这样病情已清楚，施治也容易。至于切脉又是后面的事情。所以医生问诊固然要详细，还在于病人的诉说是否周到。

【原文】

　　方药之书，多可充栋，大抵各有所偏，无不自以为是。窃考方书最者，莫如《内经》，其中所载方药，本属无多，如不寐用半夏秫米汤，鼓胀用鸡矢醴，试之竟无效，他书可知。总之同一药，而地之所产各殊；同一病而人之禀气又异；更有同一人、同一病、同一药，而前后施治，有效有不效。乃欲于揣摹仿佛中求其必当，良非易事，方药之所以难于轻信也。

有关方药的书籍多到放不下,大都各有偏颇,又没有不自认为正确的。我考查医药书中最著名者,没有什么比得过《黄帝内经》。《黄帝内经》所记载的方药,本就不多,比如失眠用半夏秫米汤,鼓胀用鸡矢醴,试验后竟然没有效果,其他的方书可想而知了。总之同一种药,由于地方产地不同,同一种病由于病人天生的体质不同,还有同一个人的同一种病,用同一种药,由于治疗的前后时机不同,有时见效有时不见效。想在揣摩仿照中寻求最妥当的药物,确实不是容易的事情,这是方药书不能轻易相信的原因。

【原文】

《本草》所载药品,每曰"服之延年""服之长生",不过极言其效而已,以身一试可乎? 虽扶衰补弱,固药之能事,故有谓"治已病,不若治未病",愚谓以方药治未病,不若以起居饮食调摄于未病。

【白话解】

《本草》书中记载的药物,常常说"吃了能延年益寿""吃了能长生不老",不过是极力说明它的药效而已,拿自己来试验真的行吗? 虽然扶助补充衰弱的气血,确实是药物的功能,所以有人提出"等到生病了再去治疗,不如在还没有生病之前就服药预防"的观点,而我认为用方药治疗未病,不如在未患病时注意起居饮食的调养。

凡感风感寒暑，当时非必遽病。《内经》所谓"邪之中人也，不知于其身"。然身之受风受寒暑，未有不自知。病虽未现，即衣暖饮热，令有微汗，邪亦可从汗解。《道德经》曰："夫惟病病，是以不病。"

【白话解】

大多数人感受风寒暑湿，不是当时立即发病。正如《黄帝内经》说的"病邪侵袭人，不知不觉就进入身体"。然而身体遭受风寒暑湿，自己不会不知道。病情虽然还没有表现出来，立刻穿衣服保暖并且喝热饮，让身体出点细汗，病邪也可以从发汗解出。《道德经》说："只有担忧得病，才能不患病。"

【原文】

病中食粥，宜淡食，清火利水，能使五脏安和，确有明验，患泄泻者尤验，《内经》曰："胃阳弱而百病生，脾阴足而万邪息[1]。"脾胃乃后天之本，老年更以调脾胃为切要。

【注释】

[1] 胃阳弱而百病生，脾阴足而万邪息：此句未见于《黄帝内经》，见于《仁斋直指方论·病机赋》等书。此处疑误记。

患病的时候喝粥,应该清淡,这样能清降内火通利水湿,使五脏安和,这个确实有明显的效果,尤其是拉肚子更见效。前人说:"胃中阳气弱就会产生各种疾病,脾中阴分足就能祛除各种邪气。"脾胃是后天的根本,老年更要把调理脾胃作为最重要的事。

【原文】

人乳汁,方家[1]谓之"白朱砂",又曰"仙人酒"。服食法:以瓷碗浸滚水内,候热,挤乳入碗,一吸尽之,勿少冷;又法:以银锅入乳,烘干成粉,和以人参末,丸如枣核大,腹空时噙化两三丸。老人调养之品,无以过此,此则全利而无害,然非大有力者不能办。

【注释】

[1]方家:指方士、术士。

【白话解】

人的乳汁,被方术家称为白朱砂,又叫仙人酒。它的服食方法是:把瓷碗放在滚水内浸泡,等到碗热了,把乳汁挤到碗里,一饮而尽,不要放凉。另一种方法是:把乳汁放在银锅中烘干成粉,和人参末混合起来,搓成枣核大的丸,空腹时含化两三丸。老人的调养品,没有什么比这个更好了,这种东西只有好处没有害处,当然不是很有能力的人也不能办到。

程子[1]曰："我尝夏葛而冬裘，饥食而渴饮，节嗜欲、定心气，如斯而已矣！"盖谓养生却病，不待他求。然定心气，实是最难事，亦是至要事。东坡诗云："安心是药更无方。"

术家有延年丹药之方，最易惑人，服之不但无验，必得暴疾。其药大抵锻炼金石，故峻厉弥甚。《列子》曰："禀生受形，既有制之者矣！药石其如汝乎？"

【注释】

[1]程子：指程颢（1032—1085年）、程颐（1033—1107年）兄弟，北宋理学家，洛阳（今属河南）人。程颢，字伯淳，号明道。程颐，字正叔，世称伊川先生。所引文字出自《河南程氏遗书》。

【白话解】

程子先生说："我经常夏穿葛布冬穿裘衣，饿了吃东西，口渴了喝水，节制嗜欲、安定心神，如此而已啊！"说的是养生防病，不用外求他法。然而安定心气，实在是最难做到的事，也是最重要的事。苏轼诗说："安心是一种药，没有其他良方。"

方术家有延年益寿的丹药，很容易迷惑别人，服了不但没效果，一定还会患急病。这些丹药大多是冶炼的金石等矿物质，所以药性非常厉害。《列子》说："人们禀受生命形成形体，已经有约制它的东西了，药物又能拿你怎么样呢？"

或有以长生之说问程子,程子曰:"譬如一炉火,置之风中则易过,置之密室则难过。"故知人但可以久生,而不能长生。老年人惟当谨守烬余,勿置之风中可耳。

【白话解】

有人拿长生不老的观念请教程子先生,程子先生说:"拿一炉火打比方,把它放在风中就容易烧尽,放在封闭的房间就难烧完。"由此可见,人只能活得长寿一些,但不能永远不死。老年人只要谨慎地守住炉中的余火,不要放到风中就行了。

消遣

笔墨挥洒,最是乐事,素善书画者兴到时,不妨偶一为之。书必草书,画必兰竹,乃能纵横任意,发抒性灵,而无拘束之嫌。饱食后不可捉笔,俯首倚案,有碍胃气。若因应酬促逼,转成魔障。

【白话解】

挥洒笔墨,最是令人开心的事,平时擅长书画的人兴致来时,不妨挥洒一下。写字一定要写草书,画画一定要画兰竹,这样才能纵情任意,抒发性灵,而且无拘无束。吃饱饭后不要拿笔,因为低头倚案,妨碍胃气运行。如果因为别人催促紧急而应酬,反而造成心理障碍。

【原文】

棋可遣闲,易动心火;琴能养性,嫌磨指甲。素即擅长,不必自为之。幽窗邃室,观弈听琴,亦足以消永昼。

【白话解】

下棋可以消遣,但容易触动心火;弹琴能够养性,但有些磨损指甲。

即使平时擅长，也不一定要自己去做。在清幽的窗下观人下棋，在幽深的房间听人弹琴，也能够消磨长长的白天。

能诗者偶尔得句，伸纸而书，与一二老友共赏之，不计工拙，自适其兴可也。若拈题[1]或和韵[2]，未免一番着意。至于题照[3]，及寿言挽章，概难徇情。

【注释】

[1] 拈题：旧时文人集会作诗的方式，自认或拈阄决定题目。拈阄，类似于抽签，从预先写好的纸团中随意抽取一个，来决定事情。

[2] 和（hè）韵：与别人的诗相唱和时，依照原诗所押的韵作诗。

[3] 题照：在画上题诗。

【白话解】

能作诗的人偶尔觅得佳句，铺开纸张写出来，和一两个老友一起欣赏，不要考虑诗句的精巧拙劣，只要兴致勃勃就行了。如果要抽题目或和韵，未免要开动脑筋有些刻意。至于题照以及写祝寿贺词或挽联，都难以按自己想法来写。

　　法书[1]名画,古人手迹所存,即古人精神所寄。窗明几净,展玩一过,不啻[2]晤对[3]古人;谛审[4]其佳妙,到心领神会处,尽有默然自得之趣味在。

【注释】

　　[1]法书:可以作为书法典范的字,犹言字帖。
　　[2]不啻(chì):无异于,如同。
　　[3]晤对:会面交谈。
　　[4]谛审:详细审查。

【白话解】

　　书法名画,是古人所存的手迹,也是古人精神寄托所在。要在窗明几净的地方,展卷品味一遍,如同和古人会面;详细地察看它的妙处,直到心领神会,很有默然自得的趣味。

【原文】

　　院中植花木数十本,不求名种异卉,四时不绝便佳。呼童灌溉,可为日课。玩其生意,伺其开落,悦目赏心,无过于是。

在庭院中种植几十棵花树,不求名贵品种和珍异花卉,四时花开不断就好。每日呼唤童仆浇灌,当作日常事务。观赏树木的生机,等待花开花落,赏心悦目的感觉,没什么能比得上了。

【原文】

鹤,野鸟也,性却闲静,园圃宽阔之所,即可畜。去来饮啄,任其自如,对之可使躁气顿蠲[1]。若笼画眉、架鹦鹉,不特近俗,并烦调护,岂非转多一累?

阶前大缸贮水,养金鱼数尾,浮沉旋绕于中,非必池沼,然后可观。闲伫时观鱼之乐,即乐鱼之乐,既足怡情,兼堪清目。

【注释】

[1]蠲(juān):除去,免除。

【白话解】

鹤,是一种野鸟,性情闲散安静,在园子田圃中宽阔的地方,就可以畜养。任凭它去来饮啄,潇洒自如,观赏野鹤可以令自己的烦躁之气立即消除。如果养一笼画眉或一架鹦鹉,不单过于庸俗,而且还要费心照顾,难道不是多了一份劳累?

把台阶前的大水缸装满水,养几尾金鱼,看它们浮沉旋绕其中,不一定是池塘,才能观鱼。闲立时观看游鱼的欢乐嬉戏,以游鱼的欢乐为快乐,既能让情绪欢怡,又能清利眼睛。

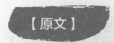

拂尘涤砚，焚香烹茶，插瓶花，上帘钩，事事不妨身亲之。使时有小劳，筋骸血脉，乃不凝滞。所谓"流水不腐，户枢不蠹"[1]也。

【注释】

[1] 流水不腐，户枢不蠹（dù）：流动的水不会腐臭，经常转动的门轴不会被虫蛀。比喻经常活动的事物不容易被外界侵蚀。《吕氏春秋·尽数》："流水不腐，户枢不蠹，动也。形气亦然。形不动则精不流，精不流则气郁。"

【白话解】

扫尘土，洗砚台，点香，煮茶，瓶中插花，挂起帘钩，这些事不妨亲身去做。让身体时常做些轻微的劳动，能活动人体的筋骨血脉，才不会凝滞不通。这就是常说的"流水不腐，户枢不蠹"。

导引

导引之法甚多，如八段锦、华佗五禽戏、娑罗门十二法、天竺按摩诀之类，不过宣畅气血，展舒筋骸，有益无损。兹择老年易行者附于下，分卧功、立功、坐功三项；至于叩齿咽津，任意为之可也。修炼家有纳气通三关[1]、结胎[2]成丹之说，乃属左道，毋惑。

【注释】

[1] 三关：道教内丹术名词，指人体的三个重要部分，有多种说法。此处或指气沿督脉运行时遇到的三道关卡，即尾闾关、夹脊关、玉枕关。

[2] 结胎：即修成内丹。

【白话解】

导引的方法很多，如八段锦、华佗五禽戏、娑罗门十二法、天竺按摩诀之类，它们的作用在于宣畅气血，舒展筋骸，对人体有益无损。现在我挑选一些老年人容易做的功法附在下面，分卧功、立功、坐功三项。至于叩齿咽津之类，随意做就行了。修炼家有纳气通三关、结胎成丹的说法，属于旁门左道，不要被它迷惑。

仰卧,伸两足,竖足趾,伸两臂,伸十指,俱着力向下,左右连身牵动数遍。

仰卧,伸左足,以右足屈向前,两手用力攀至左,及胁,攀左足同,轮流行。

仰卧,竖两膝,膝头相并,两足向外,以左右手各攀左右足,着力向外数遍。

仰卧,伸左足,竖右膝,两手兜住右足底,用力向上,膝头至胸,兜左足同,轮流行。

仰卧,伸两足,两手握大拇指,首着枕,两肘着席,微举腰摇动数遍。

【白话解】

仰卧,伸直两脚,竖起脚趾,伸直两臂,伸张十指,都用力向下,左右连身牵动数遍。

仰卧,伸直左脚,把右脚屈向前,两手用力拉到左边,到达胁部,用同样的方法拉左脚,轮流进行。

仰卧,竖起两膝,膝头相并,两脚向外,以左右手各拉左右脚,用力向外几遍。

仰卧,伸直左脚,竖起右膝,两手兜住右脚底用力向上,膝头至胸,兜左脚同,轮流进行。

仰卧,伸直两脚,两手握大拇指,头靠着枕头,两肘放在床席上,微微抬腰,摇动数遍。

正立,两手叉向后,举左足空掉数遍,掉右足同,轮流行。

正立,仰面昂胸,伸直两臂向前,开掌相并,抬起,如抬重物,高及首,数遍。

正立,横伸两臂,左右托开,手握大拇指,宛转顺逆摇动,不计遍。

正立,两臂垂向前,近腹,手握大拇指,如提百钧重物,左右肩俱耸动,数遍。

正立,开掌,一臂挺直向上,如托重物,一臂挺直向下,如压重物,左右手轮流行。

【白话解】

正立,两手交叉向后,举起左脚空摇几遍,用同样的方法摇右脚,轮流进行。

正立,仰面昂胸,伸直两臂向前,开掌相并,抬起,好像抬重的东西,抬高到头,重复几遍。

正立,横伸两臂,左右托开,手握大拇指,不断顺时针、逆时针摇动,不计次数。

正立,两臂垂向前,靠近腹部,手握大拇指,如提百钧重物,左右肩都耸动,重复几遍。

正立,伸开掌,一臂挺直向上,就像托起重物,一臂挺直向下,就像下压重物,左右手轮流行。

跗坐[1],擦热两掌,作洗面状,眼眶、鼻梁、耳根,各处周到,面觉微热为度。

跗坐,伸腰,两手置膝,以目随头左右瞻顾,如摇头状,数十遍。

跗坐,伸腰,两臂用力,作挽硬弓势,左右臂轮流互行之。

跗坐,伸腰,两手仰掌,挺肘用力,齐向上,如托百钧重物,数遍。

跗坐,伸腰,两手握大拇指作拳,向前用力,作捶物状,数遍。

跗坐,两手握大拇指向后托实坐处,微举臂,以腰摆摇数遍。

跗坐,伸腰,两手置膝,以腰前扭后扭,复左侧右侧,全身着力,互行之,不计遍。

跗坐,伸腰,两手开掌,十指相叉,两肘拱起,掌按胸前,反掌推出,正掌挽来,数遍。

跗坐,两手握大拇指作拳,反后捶背及腰,又向前左右交捶臂及腿,取快而止。

跗坐,两手按膝,左右肩,前后交扭,如转辘轳,令骨节俱响,背觉微热为度。

【注释】

[1] 跗(fū)坐:佛教打坐方法。盘腿正坐,左脚放在右腿上,右脚放在左腿上。

【白话解】

盘膝交叠双腿打坐,擦热两掌,好像洗脸的样子,眼眶、鼻梁、耳根,各处都擦到,以面部感觉微微发热为限度。

盘膝交叠双腿打坐,伸展腰部,两手放在膝盖上,眼睛随着头的左右转动而左顾右盼,像摇头的样子,重复几十遍。

盘膝交叠双腿打坐,伸展腰部,两臂用力,作拉硬弓的姿势,左右臂轮流进行。

盘膝交叠双腿打坐,伸展腰部,两手掌心向上,挺起双肘一起向上用力,好像托起百钧重物一样,重复几遍。

盘膝交叠双腿打坐,伸展腰部,两手握大拇指攥拳,向前用力,好像捶打物体的样子,重复几遍。

盘膝交叠双腿打坐,两手握大拇指向后托起身体坐着的地方,微微抬起臀部,用腰摆摇几遍。

盘膝交叠双腿打坐,伸展腰部,两手放在膝盖上,用腰前后扭动,又左右扭动,全身用力,轮流进行,不计次数。

盘膝交叠双腿打坐,伸展腰部,张开双手手掌,十指交叉,两肘拱起,先将手掌按在胸前,之后反掌推出,正掌拉回来,重复几遍。

盘膝交叠双腿打坐,两手握大拇指攥拳,反到后背,捶打背部和腰部,又向前左右交叉捶打手臂和腿部,直到感觉舒畅。

盘膝交叠双腿打坐,两手按着膝盖,左右肩膀前后轮流扭动,像转辘轳,让骨节都响动,背部感觉微热为限度。

中医药健康养

生文化源远流长，古代养生名家与名著众多，
是非常珍贵的文化遗产，有待研究与挖掘。本丛书
精选古代中医养生的经典名著与名篇，从普及的角度进
行白话详解，为大众提供了一套以古代经典为依托的通俗性
养生读本。使普通读者能较容易地认识中华民族的健康理念与
养生智慧。

本丛书选择了从秦汉到明清时期在养生学术方面极具代表性
的经典养生名著与名篇。通览本丛书，对中医药健康养生文
化可以有较系统全面的了解。

本丛书的详解，注意吸收学术界对相关著作的研究成
果，力求准确理解与通俗表达，体现学术性
与普及性的统一。

卷三

书室

【原文】

学不因老而废，流览书册，正可借以遣闲，则终日盘桓，不离书室。室取向南，乘阳也。《洞灵经》曰："太明伤魂，太暗伤魄。"愚按：魂为阳气之英也，魄为阴体之精也，所谓伤者，即目光可验。如太明就暗，则目转昏，伤其阳也；太暗就明，则目转眯，伤其阴也。又《吕氏春秋》[1]曰："室大多阴，多阴则痿。"痿者，喻言肢体懈弛、心神涣散之意。

【注释】

[1]《吕氏春秋》：战国时期吕不韦及其门人撰。其书博采众家学说，为杂家代表著作。

【白话解】

学习不要因年老而荒废，浏览图书，正好可以用来消遣，那么终日都可逗留在书房里面。书房取向朝南，接受阳光。道家著作《洞灵经》说："过于明亮会伤魂，过于阴暗会伤魄。"我认为魂是阳气的精华，魄是阴体的精华，这里所说的损伤，从目光就可以看出。比如从过于明亮的地方转到暗处，那么眼睛就会变昏暗，这是伤阳了；从过于昏暗的地方转到明亮处，那么眼睛就会眯起来，这是伤阴了。另外《吕氏春秋》说："房子大了多阴气，阴气多会得痿证。"痿，是比喻肢体松弛，心神涣散的意思。

室中当户,秋冬垂幕,春夏垂帘,总为障风而设。晴暖时,仍可钩帘卷幕,以抴[1]阳光。《内经》曰:"风者,百病之始也。"又曰:"古人避风,如辟[2]矢石焉。"其危词相儆[3]如此,当随时随地,留意避之。

【注释】

[1]抴(yì):引,牵引。

[2]辟:避开。

[3]儆(jǐng):使人警醒。

【白话解】

书房中对着门的地方,秋冬时要挂上幕布,春夏季要挂上帘子,总之是为挡风而设。晴暖时,就可以钩起帘子卷起幕布,以引阳光照入。《黄帝内经》说:"风,是百病的源头。"又提示:"古人避风,如同避开箭头、飞石一样紧要。"其郑重告诫到这种程度,所以应当随时随地留意避开。

【原文】

三秋凉气尚微,垂幕或嫌其密,酌疏密之中,以帘作里,蓝色轻纱作面,夹层制之。日光掩映,葱翠照入几榻间。许丁卯[1]诗所谓"翠帘凝晚香"也,可以养天和,可以清心目。

每日清晨,室中洞开窗户,扫除一遍,虽室本洁净,勿暂辍,否则渐生故气。故气即同郁蒸之气,入于口鼻,有损脾肺,脾开窍于口,肺开窍于鼻也。古人扫必先洒水，湿日积，似亦非宜。严冬取干雪洒地而扫，至佳；常时用木屑微润以水，亦能黏拌尘灰，不使飞扬，则倍加洁净。

【注释】

[1] 许丁卯：即许浑，字用晦，一作仲晦，润州丹阳（今江苏丹阳）人，唐代诗人，著有《丁卯集》等。所引诗句出自他的《雪上宴别》。

【白话解】

秋天凉气还不重，垂下幕布有时会嫌过于密实，要斟酌选用疏密中等的布料，用帘子作里，用蓝色轻纱作面，做成夹层。日光掩映，青葱翠色照入几案卧榻间。这就是许丁卯诗说的"翠色门帘凝留暮色"，可以养护元气，可以清心悦目。

每日清晨，把房间的所有窗户打开，扫除一遍，就算房间本来就干净，也不要停止，否则会渐渐产生陈旧气息。陈旧气息如同郁蒸之气，从人的口鼻进入，损害脾肺，因为脾开窍在口，肺开窍在鼻。古人打扫必定先洒水，但湿气天天积聚着，好像也不合适。严冬时节用干雪洒地而扫，特别好。平时就用水将木屑沾湿，撒在地上，也能粘住灰尘，使它不会飞扬，那么就非常干净了。

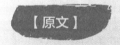

【原文】

卑湿之地不可居，《内经》曰："地之湿气，感则害皮肉筋脉。"砖铺年久，即有湿气上侵，必易新砖。铺以板，则湿气较微；板上亦可铺毡，不但举步和软，兼且毡能收湿。《春秋左氏传》：晋平公疾，秦伯使医和视之，有"雨淫腹疾"之语。谓雨湿之气，感而为泄泻。故梅雨时，尤宜远湿。

【白话解】

    低下潮湿的地方不能居住，《黄帝内经》说："地上的湿气，感受到就伤害皮肉筋脉。"地上砖铺的时间久了，就有湿气侵入，一定要换新砖。用木板铺地，湿气就比较少；地板上也可以铺毛毡，不仅迈步软和，同时毛毡还能收干湿气。《春秋左氏传》记载：晋平公患病，秦国国君派医和去给他诊病，医和说了"下雨过多容易导致腹部疾病"之类的话。说的是下雨时有潮湿之气，感受到就会拉肚子。所以梅雨季节，尤其要远离潮湿。

【原文】

    南北皆宜设窗，北则虽设常关，盛暑偶开，通气而已。渊明常言五六月中，北窗下卧，遇凉风暂至，自谓是羲皇上人[1]。此特其文辞佳耳，果如此，入秋未有不病者，毋为古人所愚。

【注释】

    [1] 羲皇上人：伏羲氏以前的人，即太古的人。比喻无忧无虑，生活闲适的人。

【白话解】

    南北两面都应该设窗，北面虽然有窗户但要经常关闭着，盛夏偶尔打开通风透气而已。陶渊明经常说五六月时，在北面窗下睡觉，遇上凉风吹来,自己感到是"羲皇上人"一样。这只是文辞优美罢了,如果真的这样,入秋没有不患病的,所以不要被古人愚弄。

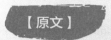

【原文】

窗作左右开阖者,槛必低,低则受风多。宜上下两扇,俗谓之合窗。晴明时挂起上扇,仍有下扇作障,虽坐窗下,风不得侵。窗须棂[1]疏则明,糊必以纸则密。

【注释】

[1] 棂(líng):房屋的窗格,或长木。此处为窗格。

【白话解】

窗如果做成左右开合的形式,窗槛必然要低,低就受风多。窗户应该做成上下两扇,民间叫作合窗。晴朗的时候打开上面那扇窗,还有下面那扇窗作屏障,就是坐在窗下,风也侵袭不到。窗户的格条一定要疏朗,这样房间才能明亮,糊窗一定要用纸,这样才会密实。

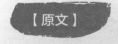

【原文】

三冬日行南陆,光入窗牖,最为可爱。如院中东西墙峻,日已出而窗未明,日方斜而窗顿暗。惟两旁空阔,则红日满窗,可以永昼。予尝作《园居》诗,有"好是东西墙放短,白驹挽得驻疏棂"之句。

冬天太阳在南边运行,光线进入窗户,这种情况最好。如果院中的东西两面墙过高,那么太阳已经升起了,可是窗户还不亮,太阳刚偏斜但是窗户就立刻暗淡下来。只要两边开阔,红日就可以映满窗户,房间可以一直都很明亮。我曾经作《园居》诗,有"我家东西墙起得低最好,一直留住阳光在窗格上"的诗句。

【原文】

室前庭院宽大,则举目开朗,怀抱亦畅。更须树阴疏布,明暗适宜。如太逼室,阳光少而阴气多,易滋湿蒸入室之弊。北向院小,湿蒸弥甚,坐榻勿近之。

【白话解】

书房前庭院宽大,就会视野开阔,胸怀舒畅。还要让树荫疏落布置,光线明暗适宜。如果太拥挤,阳光较少而阴气就多,容易滋生湿气入室的弊病。面北的院子小,湿气蒸腾就更严重,坐榻不要靠近。

【原文】

长夏院中,阳光照灼,蓝色布为幄以障之,妥矣。微嫌光犹曜目,不若荻[1]帘漏影,兼得通风;或剪松枝带叶作棚,时觉香自风来,更妙。如以席蓬遮蔽,非不幽邃,然久居于中,偶见日色,反易受暑。

【注释】

[1] 荻（dí）：多年生草本植物，生在水边，形状像芦苇。

【白话解】

　　长夏时院子中阳光酷烈，用蓝色布作幄帐遮挡就稳妥了。如果有点嫌弃阳光刺眼，不如挂荻帘让光影透进，又能通风；有时剪一些带叶的松枝搭棚，不时感觉清香从风而来，更好。如果搭席蓬遮蔽，不是不幽凉，但是长时间住在里面，偶尔见到太阳时，反而容易中暑。

【原文】

　　高楼下日不上逼，其西偏者，日过午即影移向东，三伏时可以暂迁书室于此。兼令檐下垂帘，院中障日，南窗向明而时启，北牖虽设而常关。起居其中，尽堪销夏。

【白话解】

　　高楼之下的日光不会从上逼来，那偏西的房子，过了正午日影就移向东边，三伏时节可以暂时把书房搬到这里。同时让人在檐下垂挂帘子，遮挡院中的太阳，南边窗向着光线常常开启，北边窗虽然设置但经常关闭。在这样的环境里生活，完全可以消暑。

书几

　　几犹案[1]也，桌也，其式非一。书几乃陈书册，设笔砚，终日坐对之。长广任意，而适于用者，必具抽替二三，以便杂置文房之物。抽替不可深，深不过二寸许，太深未免占下地位，坐必碍膝。或左右作抽替而空其坐处，则深浅俱可。

【注释】

　　[1] 案：长形的桌子，或架起来代替桌子用的长木板。

【白话解】

　　几，相当于案，是桌子的一种，款式不一。书几是摆书册、放笔砚的，整日坐在它旁边。其长宽随意，而适于实用的，肯定要有二三个抽屉，以便放置文房杂物。抽屉不能太深，深度不超过二寸左右，太深未免占了下面的位置，坐着会磕碰膝盖。有的把抽屉放两边，空出人坐的地方，抽屉深浅就不限了。

【原文】

　　檀木瘿木，作几极佳，但质坚不能收湿，梅雨时往往蒸若汗出，惟香楠无此弊。或以漆微揩之，其弊仍不免矣。有黑漆退光者，杜少陵诗所谓"拂拭乌皮几"是也。口鼻呼吸,几面即浮水气,着手有迹,黏纸污书,不堪书几之用。

【白话解】

　　用檀木瘿木制的桌子极好,只是质地坚硬不能收敛湿气,梅雨时节往往水气重得像出汗,只有香楠木无此弊病。有人在表面涂一层漆,但仍免不了有弊病。有的黑漆退去光泽,杜甫诗说的"拂拭乌暗表面的几案"就是指这种。人们呼气吸气,桌面就有水气,把手放上去有痕迹,而且容易粘纸和玷污书籍,所以这种桌子不能作书几用。

【原文】

　　几上文具罗列,另以盘陈之,俗称"多陈盘"。或即于几边上作矮栏,勿雕饰,高不过寸,前与两旁,三面相同。其两旁栏少短,仅及几之半,则手无障碍。以此杂陈文具,得有遮拦,较胜于盘。

【白话解】

　　书几上各种文具摆置,可以另外拿个盘装着,这种盘俗称多陈盘。有人在桌边上制矮栏,不加雕饰,高不过一寸,前面和两边,三面相同。两边栏稍微短些,仅仅到桌子的一半,就不会碍手。用这种矮栏摆放文具,能够有遮拦,比用盘好一点。

大理石、肇庆石,坚洁光润,俱可作几面,暑月宜之。又有以洋玻璃作几面,檀木镶其边,锡作方池承其下,养金鱼及荇[1]藻于其中,静对可以忘暑。

【注释】

[1] 荇(xìng):多年生草本植物。叶子略呈圆形,浮在水面,根生在水底,开黄色花。

【白话解】

大理石、肇庆石坚硬光洁,都可用作桌面,特别适合夏天。还有人用西洋玻璃做桌面,用檀木镶边,用锡做方形水池摆在桌底下,在其中养金鱼和水草,静静对着它可以忘记暑天之热。

【原文】

冬月以毡铺几,非必增暖,但使着手不冷,即觉和柔适意。苏子由[1]诗:"细毡净几读文史。"《汉旧仪志》[2]云:"冬月加绨锦[3]于几,谓之绨几。"则铺毡便可谓之毡几。夏月铺以竹席,《书·顾命》曰:"敷重笋席。"注:竹席也。古设以坐,今铺于几,取其凉滑,缘以边,边下垂檐数寸乃不移动,亦可为几饰。

【注释】

[1] 苏子由：即苏辙（1039—1112年），字子由，一字同叔，号颍滨遗老。眉州眉山（今属四川）人。北宋文学家，"唐宋八大家"之一。著有《栾城集》等。

[2]《汉旧仪志》：即《汉旧仪》，东汉卫宏撰，主要记述皇帝起居、官制等内容。

[3] 绨（tí）锦：光滑厚实的锦缎。

【白话解】

冬季把毛毡铺在书几上，不是一定能增暖，只是令手接触时不冷，就会感觉舒适柔和。苏辙诗说"在铺着细毛毡的干净书几上读文学和史书"。《汉旧仪志》介绍："冬季在书几上加铺绨锦，叫作绨几。"那么铺毡就可叫作毡几。夏天铺竹席，《尚书·顾命》说"铺几层笋席"，注解说笋席就是竹席。竹席，古代用来坐，现在铺在书几上，取用其凉滑的特性，边缘镶上布边，垂下几沿几寸，就不会移动了，也可以当作书几的装饰。

【原文】

《记·玉藻》曰："君子居恒当户。"谓向明而坐也。凡设书几，向南，偏着东壁为当。每有向南之室，设书几向西者，取其作字手迎天光，此又随乎人事之便。位置之宜，非必泥古，予旧有《自题书室》诗："萝薜[1]缘墙松倚天，园居爱此最幽偏。面西一几南窗下，三十年来坐榻穿。"忆予春秋二十有八，始起居此室，自今计之，几五十年，几榻未尝少更也。

【注释】

[1] 薜(bì): 薜荔,桑科,常绿灌木。

【白话解】

《礼记·玉藻》说:"君子的居处常对着门。"说的是向着明亮的地方而坐。大凡摆书桌,向南或偏靠着东墙比较合适。每有向南的房间,把书桌摆到西向的,取其写字时手能迎着天然光线的优点,这又是随着个人的方便。什么样的位置合适,并不一定要拘泥于古人的话。我以前写有《自题书室》诗:"绿萝薜荔攀缘墙上,青松高高倚天,园中居室非常幽静。面向西边的书几放在南窗下,三十年来坐榻都磨穿了。"回忆起来,我从二十八岁开始住在这间房,到现在算来将近五十年了,桌子和床榻都未曾更换过。

【原文】

几下脚踏矮凳,坐时必需。凳之制,大抵面作方棂,仅供脚踏而已,当削而圆之,宽着其两头,如辘轳可以转动。脚心为涌泉穴,俾踏处时时转动,心神为之流畅,名"滚脚凳"。或几足下,四周镶作辘轳式,宽如几面,更觉踏处舒展。

【白话解】

书几下的脚踏矮凳,是坐时的必需品。普通凳的制作,大都用长方形木条做凳面,仅供踏脚而已。应当削圆它,宽松地两头插着,像辘轳一样可以转动。脚心是涌泉穴,让它踏的地方时时转动,心神因此变得流畅,这种凳叫作滚脚凳。或者装在书几脚下,四周镶成辘轳形状,有书几的桌面那么宽,踏起来更觉舒展。

坐榻

【原文】

有卧榻宽而长者,有坐榻仅可容身。服虔《通俗文》[1]曰:"榻者,言其塌然近地也。"常坐必坐榻乃适,元微之诗"望山移坐榻",轻则便于移也。因其后有靠,旁有倚,俗通称为"椅子",亦曰"环椅"。椅面垫贵厚,冬月以小条褥作背靠,下连椅垫铺之,皮者尤妙。

【注释】

[1] 服虔《通俗文》:服虔,初名重,又名祇,字子慎,荥阳(今河南荥阳)人,东汉经学家。《通俗文》,服虔所著俗语词辞书。

【白话解】

有宽而长的卧榻,有仅能容身的坐榻。服虔《通俗文》介绍:"榻,说明它低矮近地。"经常坐的人坐榻最合适,元稹诗说"眺望山峦,移动坐榻",榻轻便易于移动。因为它的后部有靠背,旁边有扶手,民间通称椅子,也叫环椅。椅面铺垫的东西以厚为贵,冬天用小条褥作背靠,下边连同椅子垫铺上,用皮革更妙。

卧榻亦可坐，盘膝跏趺为宜，背无靠，置竖垫，灯草实之，则不下坠。旁无倚，置隐囊左右各一，不殊椅之有靠有环也。隐囊似枕而高，俗曰"靠枕"。《颜氏家训》[1]曰："梁朝全盛时，贵游子弟，坐棋子方褥，凭班丝隐囊[2]。"

环椅之上，有靠有倚，跌坐更适，但为地有限，不能容膝。另备小机，与椅高低相等者，并于椅之前，上铺以褥，坐极宽平，冬月最宜。偶欲正坐，去机甚便。

【注释】

[1]《颜氏家训》：颜之推所著家训。颜之推（531—约590年），字介，琅邪临沂（今山东临沂）人。北朝文学家、小说家。

[2]隐囊：供人倚凭的软囊，即软性靠垫。

【白话解】

卧榻也可以坐，盘膝双足交叠而坐为宜，背不要靠，放置竖垫，中间用灯草填满，这样坐上去就不下坠了。旁边没有扶手，左右两边各放一个暗袋，这样也像有靠背扶手的椅子一样了。暗袋像枕头而更高，俗称靠枕。《颜氏家训》说："梁朝全盛时期，贵族子弟，坐着棋子图案的方形坐褥，凭靠斑斓丝布做的软垫。"

环椅上有靠背有扶手，盘膝打坐更舒适，只是被地方限制，放不下膝头。可以另外准备与座椅高低相等的小凳子，并在椅上铺好褥子，坐起来非常宽敞平坦，冬天最适合。偶尔想端坐，搬开凳子很方便。

有名"醉翁椅"者,斜坦背后之靠而加枕,放直左右之环而增长。坐时伸足,分置左右,首卧枕,背着斜坦处。虽坐似眠,偶倦时,可以就此少息。

有名"飞来椅"者,卧榻上背靠也,木为匡,穿以藤,无面无足,如镜架式。其端圆似枕,可枕首;后有横干架起,作高低数级,惟意所便,似与竖垫相类,用各有宜。

【白话解】

有叫醉翁椅的,背靠倾斜而平坦,加有枕头,把左右扶手放直就可以加长。坐的时候伸直脚,分放左右两边,头靠着枕头,背靠着倾斜而平坦的地方。虽然坐着好像睡着,偶尔疲倦时,可以靠着它休息一下。

有叫飞来椅的,是卧榻上有靠背,用木条作框,用藤条穿起来,无面无足,好像镜架。一头圆形似枕,可枕头;后面有横木杆架起来,做成高低几级,随意而靠,看起来跟竖垫相似,用处各有不同。

【原文】

安置坐榻,如不着墙壁,风从后来,即为贼风。制屏三扇,中高旁下,阔不过丈,围于榻后,名"山字屏"。放翁诗"虚斋山字屏"是也。可书座右铭或格言粘于上。

安置坐榻,如果不靠着墙壁,风从身后吹来,就是招致疾病的贼风。所以要制三扇屏,中间高两旁低下,宽度不过丈,围在榻后,叫山字屏。陆游诗"虚斋中摆着山字屏"就是指这个。可写座右铭或格言贴在屏风上。

【原文】

李氏《一家言》,有"暖椅式",脚下四围镶板,中置炉火。非不温暖,但老年肾水本亏,肾恶燥,何堪终日熏灼?北地苦寒,日坐暖炕,亦只宜于北地。又有"凉杌式",杌下锡作方池,以冷水注之,尤属稚气。

【白话解】

李渔《笠翁一家言》介绍一种"暖椅",脚下四围镶板,中间放置炉火。非常温暖,只是老年人肾水本来就亏损,肾厌恶燥,哪里受得了每天熏灼?北方天气寒冷,每天坐在暖炕上,所以暖椅也只适合北方。还有一种"凉凳",凳底用锡做方形水池,把冷水灌进去,特别幼稚不妥。

杖

杖曰"扶老",既可步履借力,且使手足相顾,行不急躁。其长须高过于头一尺许,则出入门户,俾有窒碍,可以留心检点。虽似少便,《荀子》曰:"便者,不便之便[1]也。"古人制作,盖有深意在。

【注释】

[1] 不便之便:指普通的方便。《荀子·议兵》:"女(汝)所谓便者,不便之便也;吾所谓仁义者,大便之便也。"荀子认为"仁义"才能带来真正的便利。此处指杖只能带来少许便利,不能指望解决根本问题。

【白话解】

杖叫作"扶老",既可在行走时借力,而且使人手脚相顾,行走时不急躁。杖的长度要高过于头一尺左右,那么出入门户,会有些阻碍,可以让人留心注意。虽然好像只能方便少许,但如《荀子》说:"这种方便,是不太方便的方便。"古人制作这种东西,有很深的含意。

【原文】

《记·王制》曰:"五十杖于家,六十杖于乡,七十杖于国,八十杖于朝。"礼所常用,用之可也,毋强作少壮,弃置弗问。

《礼记·王制》说:"五十岁时在家拄杖,六十岁时在乡拄杖,七十岁时在国拄杖,八十岁时在朝拄杖。"这是古代礼仪常用的东西,平时也可用,不要硬装成年少体壮,把它弃置一旁。

【原文】

杖用竹,取其轻而易举,故扶杖必曰"扶邛",亦曰"扶筇"。按:邛竹,产蜀之邛州,根有三岐为异,又节高如鹤膝者,出蜀之叙州,为筇竹。竹类不一,质厚始坚,乃当于用。藤亦可为杖,产两广者佳。有谓藤不及竹,其质较重;有谓竹亦不及藤,年久则脆而易折。物无全用,大抵如是。

【白话解】

杖用竹子制成,取其轻便易举的优点,所以扶杖叫扶邛,也叫扶筇。邛竹即盛产于蜀地邛州的竹,其根部有三个分叉的为珍品;另外有竹节高如鹤膝,出产于蜀地叙州的,就是筇竹。竹的种类不一,质厚才坚硬,这样的竹子才能用。藤也可以制杖,产于广东、广西的较好。有人说藤不如竹,因为藤比较重;有人说竹也不及藤,因为竹子年久就脆而易折。事物功用不可能面面俱全,基本都像这样。

【原文】

《周礼》[1]:伊耆氏掌王之齿杖,谓"赐老者杖"也;《后汉书》[2]:

民年七十授杖，其端以鸠鸟为饰。鸠者，不噎之鸟也。欲老人饮食不噎，即祝哽祝噎之意。尝见旧铜鸠，朱翠斓斑，的是汉时杖头物，盖古以铜为之。窃意琢以玉，雕以香，俱可，非定用铜也。杖之下，须以铜镶，方耐用，短则镶令长二三寸亦可。下必微锐，着地不滑。

【注释】

　　[1]《周礼》：又称《周官》或《周官经》，儒家经典之一。主要内容为周代社会的典章制度和道德规范。

　　[2]《后汉书》：南朝宋范晔撰写的纪传体断代史，记载了东汉时期的历史。范晔（398—445年），字蔚宗，顺阳（今属河南）人。

【白话解】

　　《周礼》记载伊耆氏掌管国王的齿杖，说的是赏赐给老者的杖；《后汉书》记载百姓七十岁被授予手杖，这种杖的一头用鸠鸟装饰。鸠，是吃食不噎的鸟。大概取意老人家吃东西时不要噎着，祷祝他们不哽不噎的意思。我曾经见到一种旧铜鸠，此物红绿相间色彩斑斓，的确是汉代的杖头装饰物，因为古代杖头的鸠鸟都是用铜制造的。我私下认为用玉琢成形或用香木雕琢都行，不一定要用铜。杖底要镶铜才耐用，短的就镶二三寸长也行。杖底要稍微尖些，这样着地不滑。

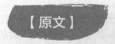

【原文】

　　近时多用短杖，非杖也。其长与腰齐，上施横杆四五寸，以使手执，名曰"拐"。取梅柘条，老而坚致，天然有歧出可执者为佳。少壮俱携以游山，及行远道，颇借其力。若老年或散步旷野，或闲立庭除[1]，偶一携之。然恒情喜便易而厌委曲，往往用拐不用杖，制作之本意，恐渐就湮也。

【注释】

[1]除:台阶。

【白话解】

　　现在的人多用短杖,这不是古人的杖。短杖的长度齐腰,上加了四五寸的横杆,以便手抓,名叫拐。选用梅树、柘树的枝干,老而坚硬、天生有权可以抓握的为佳。青壮年游山都带着,等到走远路,更能借它的力。如果老年人有时在旷野散步,有时悠闲地站在庭院台阶上,偶然带上一次。然而人之常情是喜欢方便而讨厌烦琐,往往用拐不用杖,杖的制作本意,恐怕要渐渐被埋没了。

【原文】

　　杖头下可悬备用物,如阮修以钱挂杖[1],所谓"杖头钱"是也。其式以铜圈钉于杖头下,相去约五六寸,物即缚于圈。有以小瓶插时花,为"杖头瓶"。《抱朴子》曰:"杖悬葫芦,可贮丹药。"又《五岳图》[2]:"入山可辟魈魅[3]。"

【注释】

[1]阮修以钱挂杖:阮修(约270—311年),字宣子,陈留尉氏(今属河南)人,西晋大臣。《晋书》记载他"常步行,以百钱挂杖头"。

[2]《五岳图》:道教符箓,传说可免灾致福。

[3]魈(xiāo)魅:鬼怪。

【白话解】

　　杖头下可挂一个备用的东西,如阮修把钱挂在杖上,叫杖头钱。它的样式是把铜圈钉在杖头下，距离大约五六寸，东西绑在圈上。有的用小瓶插上鲜花，叫杖头瓶。《抱朴子》说："手杖悬挂葫芦，可贮存丹药。"另《五岳图》介绍："杖头悬物进山可辟邪，免除魑魅侵扰。"

【原文】

杖有铭，所以寓劝戒之意，古人恒有之。予尝自铭其竹杖曰："左之左之，毋争先行，去自到兮，某水某山。"所谓"左之"者，扶杖当用左手，则右脚先向前，杖与左脚随其后，步履方为稳顺，扶拐亦然。予近得邛竹杖，截为拐，根有三歧，去其一，天然便于手执，恰当邛竹之用，或不与削圆方竹同讥也。取《易》"履"卦九二之爻辞，镌于上曰："履道坦坦，幽人贞吉。"

【白话解】

杖上刻有铭文，这是用来寄托劝诫的意思，古人经常如此。我曾经在自己的竹杖上刻写铭文："左边行起，不要争先，去了自然会到达某水某山。"说的"左边"，是把扶杖当左手用，那么右脚先迈向前，杖与左脚随其后，步履才稳当顺畅，扶拐也一样。我最近得到一支邛竹杖，截成拐，根部分有三杈，去除一杈，天然的很方便用手抓，恰好适合邛竹的用途。别人不会取笑我像把方竹削成圆形一样暴殄天物吧。我取了《易经》"履"卦九二的爻辞，刻在上面："走路平平坦坦，隐士正直美好。"

衣

衣服有定制，邵子曰："为今人，当服今时之衣。"惟长短宽窄，期于适体，不妨任意制之。其厚薄酌乎天时，绵与絮所用各异，大抵初冬需薄绵，不如絮之薄而匀；严冬需厚絮，不如绵之厚而软。按《急就篇》[1]注曰："新者为绵，故者为絮。"今俗以茧丝为绵，木棉为絮。木棉，树也，出岭南，其絮名吉贝。江淮间皆草本，通谓之木棉者，以其为絮同耳。放翁诗"奇温吉贝裘"，东坡诗"江东贾客木棉裘"，盖不独皮衣为裘，絮衣亦可名裘也。

【注释】

[1]《急就篇》：西汉史游所撰字书，内容包括姓氏、人名、饮食、器物、衣服等各个方面，用于儿童开蒙识字。隋唐颜师古为其做注，南宋王应麟补注。

【白话解】

衣服是有固定制度的，邵雍先生认为："做现代人，就要穿现代的服装。"衣服的长短宽窄，只要合身，不妨随意裁制。衣服的厚薄要考虑季节，丝绵和絮的用途不同，大概初冬用薄丝绵，不如用絮薄而均匀；严冬用厚絮，不如用丝绵厚而柔软。考查《急就篇》注解说："新的是绵，旧的是絮。"现在社会上的人把茧丝当作绵，木棉当作絮。木棉是一种树，产于岭南，它的絮叫吉贝。长江淮河之间都是草本的，通称木棉，因为它们产絮相同。陆游诗有"吉贝做的裘衣特别温暖"，苏轼诗有"江东商人穿着木棉做的裘衣",大概不仅皮衣叫裘,絮衣也可叫裘。

虞、夏、商、周,养老各异其衣,见诸《礼记》。要之温暖适体,则一也。如今制有口衣,出口外[1]服之,式同袍子,惟袖平少宽,前后不开胯,两旁约开五六寸,俗名之曰"一箍圆"。老年御寒皮衣,此式最善。极寒时再办长套,表毛于外穿之。古人着裘,必以毛向外。裘之外,加衣曰"裼"。

【注释】

[1]口外:指长城以北地区。因长城关隘多称口,故名。

【白话解】

虞、夏、商、周各个朝代,对老人着装的款式要求不同,这些记载见于《礼记》。总之温暖合体的原则是不变的。现在制有一种"口衣",出关外的人穿着,款式像袍子,只是衣袖平整且稍微宽大,前后不开胯,两旁约开五六寸,俗名叫一箍圆。老年人的御寒皮衣,这种款式最好。极冷的时候再置办长套,把皮毛露在外边穿着。古人穿裘衣,一定是把毛翻向外。裘衣的外面,加的罩衣叫裼。

皮衣毛表于外,当风则毛先受之,寒气不透里也。如密室静坐无取此,且多着徒增其重。另置大袄,衬入"一箍圆[1]"内,其长略相等,绸里绸面,上半厚装绵,下半薄装絮,四边缝联,则暖气不散,温厚同于狐貉,而轻软过之。晋谢万[2]曰:"御寒无复胜绵者。"洵[3]非虚语,特非所论于当风耳。

【注释】

[1]一箍圆:又名一裹圆,清代盛行的一种左右开衩的长皮袄。

[2]谢万:谢万(320—361年),字万石,陈郡阳夏(今属河南)人,谢安之弟,东晋名士。

[3]洵:实在;确实。

【白话解】

皮衣的毛露在外面,对着风时毛先承当,寒气就进不到身体里。如果在封闭的房间内静坐就不必穿此,穿多了只是白白增加重量。另外准备一件大袄,衬到"一箍圆"内,长度差不多相等,绸里绸面,上半身厚实地装入丝绵,下半身薄薄地装入棉絮,四边缝联起来,那么暖气不会扩散,温暖厚实得像狐貉毛皮,但比它轻便柔软。晋朝谢万说:"御寒没有什么能超过丝绵的。"实在不假,这不只是说能挡风而已。

方春天气和暖,穿夹袄如常式。若衬入袍子内,制半截者,前后两幅,斜裁而倒合之;下阔上狭以就腰,联其半边,系以带如裙,亦似古人下裳之意,欲长欲短,可随系带之高下。有作半截夏衫,联上截以钮扣,又有以纱葛作"一箍圆",此皆应酬所需,不称老年之服。

【白话解】

到了春天气候暖和,可以穿平常款式的夹袄。如果衬入袍子内,制成半截的,需要前后两幅,斜裁而倒合起来,下面阔上面窄以适合腰部,连接半边,像裙子一样系带,这也有仿照古人下裳的意思,想长想短,可以用系带调节。有的人制一种半截的夏衫,用纽扣联住上半截,又有人用纱葛制"一箍圆",这些都是应酬时的穿着,不适合作老年人的衣服。

隋制有名"貉袖"者,袖短身短,围人[1]服之,盖即今之"马褂",取马上便捷。家居之服,亦以便捷为宜。仿其裁制,胸前加短襟,袖少窄,长过肘三四寸,下边缝联,名曰"紧身",随寒暖为加外之衣。夹与棉与皮必俱备,为常服之最适。

【注释】

[1] 圉（yǔ）人：掌管养马、放牧的官员，出自《周礼》。也可泛指养马的人。

【白话解】

隋朝有一种衣服叫貉袖，衣袖衣身都短，是牧马人的服装，大概就是现在说的"马褂"，取马上动作便捷的意思。家居服装，也是以便捷为好。仿照这种裁制，胸前加短襟，袖稍窄，长过肘三四寸，下边缝联，名叫紧身，随着寒暖准备添加外衣。夹衣、棉衣和皮衣都必须准备齐全，作为家常服装最合适。

【原文】

式如被幅，无两袖，而总折其上以为领，俗名"一口总"，亦曰"罗汉衣"。天寒气肃时，出户披之，可御风，静坐亦可披以御寒。《世说》："王恭披鹤氅行雪中。"今制盖本此，故又名"氅衣"，办皮者为当。

【白话解】

另外一种衣服的款式像被幅，没有两袖，而把上部都折起来作衣领，俗名"一口总"，也叫"罗汉衣"。天气寒冷时，出户披在身上，可挡风寒，静坐时也可披着御寒。《世说新语》载："王恭披着鹤氅走在雪中。"现在的款式大概就从此而来，所以这种衣服又叫氅衣，用皮制作比较好。

　　肺俞穴[1]在背，《内经》曰"肺朝百脉，输精于皮毛"，不可失寒暖之节。今俗有所谓"背搭"，护其背也，即古之"半臂"[2]，为妇人服，江淮间谓之"绰子"，老年人可为乍寒乍暖之需。其式同而制小异，短及腰，前后俱整幅，以前整幅作襟，仍扣右肩下，衬襟须窄，仅使肋下可缀扣，则平匀不堆垛，乃适寒暖之宜。

【注释】

　　[1]肺俞穴：穴位名。在背部，第3胸椎棘突下，旁开1.5寸。

　　[2]半臂：短袖或无袖的单上衣。

【白话解】

　　人的肺俞穴在背部，《黄帝内经》说"肺主导百脉，输送精气到皮肤毛发"，所以人们不能不注意调节寒暖。现民间有"背搭"，是用来护背的，就是古人的"半臂"，原为妇女的衣服，江淮之间称为绰子，老年人可用作天气忽寒忽暖变化无常时的需要。其款式相同，制法稍微不同，短到腰，前后都是整块布料，前面一块做衣襟，仍然扣在右肩下，衬襟要窄，只要肋肋下可以缀扣子就行，这样就均匀平整不起包，而且适合气候寒暖的变化。

【原文】

　　领衣[1]同半臂，所以缀领，布为之，则涩而不滑，领无上耸之嫌；

钮扣仍在前两肋下，前后幅不用缉合，以带一头缝着后幅；一头缀钮，即扣合前幅，左右同，外加衣，欲脱时，但解扣，即可自衣内取出。

【注释】

[1] 领衣：清代礼服例无衣领，需要另于袍上加硬领，连结于硬领之下的前后两长片，叫作领衣。

【白话解】

领衣的制作跟半臂相同，是用来连缀领子的，用布料制成，所以有些滞涩，不容易滑动，领子就没有上耸的毛病；纽扣仍然在前面两肋下，前后幅不用缝合，用衣带一头缝着后幅，一头连接纽扣，就能扣合前幅，左右两边相同，外面加衣服，想脱衣的时候，只要解开扣子，就可自衣内取出。

【原文】

夏虽极热时，必着葛布短半臂，以护其胸背。古有"两当衫"，谓当胸当背，亦此意。须多备数件，有汗即更，晚间亦可着以就寝，习惯不因增此遂热。

冬夜入寝，毋脱小袄，恐易着冷。装绵薄则反侧为便。式如紧身，袖小加长而已。《左传》："衷其袙服，以戏于朝。"注曰："袙音日，近身衣。"《说文》曰："日日所常服也。"即小袄之类。

【白话解】

夏季即使很热的时候，也一定要穿葛布作的短半臂，以便护住胸背。

古人有"两当衫"，说是用来挡胸挡背，也是这个意思。老年人应该多准备几件，出汗就换，晚上也可以穿着睡觉，习惯了也不会因为增加这件衣服就感觉热起来。

冬夜睡觉不要脱小袄，因为担心容易着凉。穿着薄丝绵的衣服容易翻身。衣服样式如紧身衣，袖子改小加长而已。《左传》有"穿着（夏姬的）祖服，在朝廷上嬉闹"。注解为"祖读作日，是贴身的衣服"，《说文》解释为"天天穿的家居服"，是小袄那一类。

【原文】

衬衣亦曰"汗衫"，单衣也，制同小袄，着体服之。衫以频浣取洁，必用杵捣。《升庵外集》[1]云："直春曰捣。"今易作卧杵捣之，取其便也。既捣微浆，候半干叠作小方，布裹其外，复用杵捣；使浆性和柔，则着体软滑。有生姜取汁浣衫者，疗风湿、寒嗽诸疾。

【注释】

[1]《升庵外集》：明代焦竑辑录的杨慎文集。杨慎（1488—1559年），字用修，四川新都（今属四川）人，明代文学家，曾任翰林院修撰。

【白话解】

衬衣也叫汗衫，是单衣，制作同小袄，贴身穿着。衬衫要经常洗，以保持干净，所以洗衬衫一定要用杵捣。《升庵外集》解释"垂直着春叫作捣"，现在改成用横杵捣，取其方便的意思。捣了之后用粉浆或米汤稍微浸润一下，等到半干时叠成小方块，用布裹在外边，再用杵捣，使粉浆变得柔和，那么穿在身上就柔软舒适。有人用生姜汁洗衬衫，可以用来治疗风湿、感寒咳嗽等病。

帽

《通典》[1]曰:"上古衣毛冒皮。"则帽名之始也。阳气至头而极,宁少冷,毋过热。狐貂以制帽,寒甚方宜。若冬月常戴,恐遏抑阳气,未免眩晕为患。入春为阳气宣达之时,尤不可以皮帽暖之。《内经》谓"春夏养阳",过暖则遏抑太甚。如遏抑而致汗,又嫌发泄矣,皆非养阳之道。帽顶红纬,时制也,少为宜,多则嫌重。帽带或可省,老年惟取简便而已。

【注释】

[1]《通典》:唐代杜佑所撰中国第一部记述典章制度的专史。记录了从黄帝时期到唐代天宝年间的制度沿革。

【白话解】

《通典》记载:"上古时期,人们穿着用毛做的衣服,戴着用皮做的帽子。"这是帽子名称的由来。阳气行至人的头部而到极点,所以宁可冷些,不要过热。用狐貂皮制的帽子,在很冷的时候才合适。如果冬天经常戴,恐怕会遏抑阳气,免不了头晕目眩。入春是阳气宣达的时候,尤其不可以用皮帽保暖。《黄帝内经》谈"春夏养阳",过于暖和就会严重地遏抑阳气。假如遏抑到出汗,又担心阳气发泄了,这些都不符合养阳之道。帽顶有红色的横行纱线是现在的时髦款式,少加为好,多了就嫌重了。帽带或许可以省去,老年只要简便就行。

脑后为风门穴[1]，脊梁第三节为肺俞穴，易于受风。办风兜如毡雨帽以遮护之，不必定用毡制，夹层绸制亦可。缀以带二，缚于颔下，或小钮作扣，并得密遮两耳。家常出入，微觉有风，即携以随身，兜于帽外。瞿佑《诗话》[2]云："元废宋故宫为寺，西僧皆戴红兜。"盖亦用以障风者。

【注释】

[1] 风门穴：穴位名。在第 2 胸椎棘突下，旁开 1.5 寸。

[2] 瞿佑《诗话》：瞿佑（1347—1433 年），字宗吉，号存斋，钱塘（今浙江杭州）人，元末明初文学家。著有传奇小说《剪灯新话》等。《诗话》，即《归田诗话》，瞿祐晚年在杭州所作，仿欧阳修《归田录》体例，主要内容为记录轶闻、评论历代诗作。

【白话解】

脑后是风门穴，脊梁的第三节是肺俞穴，这两个穴位易于受风，所以要准备像毡雨帽一样的风兜来遮护它，不一定要用毛毡制，夹层绸制成的也行。要缀上两条带子，绑在颔下，或者缝制小纽扣，同时能严严实实地遮住两耳。平时进出，稍微感觉有风，就随身携带，戴在帽子外面。瞿佑《诗话》中讲："元朝把宋代的旧宫室废弃为寺庙，西来的僧侣都戴红兜帽。"大概也是用来挡风的。

《周礼·天官》:掌皮,"共毳毛[1]为毡"。《唐书·黠戛斯传》:"诸下皆帽白毡。"《辽史》:"臣僚戴毡冠。"今山左张秋镇所出毡帽,羊毛为之,即本于古。有质甚软者,乍戴亦似与首相习,初寒最宜,渐寒镶以皮边,极寒添以皮里,各制而酌用之。御冬之帽,殆无过此。

【注释】

[1] 毳(cuì)毛:鸟兽所生细密之毛。

【白话解】

《周礼·天官》记载:掌管皮张的官员,"收集鸟兽的细密之毛制作毛毡"。《唐书·黠戛斯传》记载:"所有的部下都戴白毡帽。"《辽史》记载:"大臣幕僚都戴毡帽。"现在山东张秋镇出产的毡帽,是用羊毛制的,沿袭了古代的制法。有的质地非常柔软,刚戴上也能跟头部符合,最适合初寒时节,渐寒就镶上皮边,极寒则添上皮里,各种制法要因时而异。御冬的帽子,没有比这更好的了。

幅巾[1]能障风,亦能御寒。裁制之式,上圆称首,前齐眉巾额,额左右有带,系于脑后,其长覆及其肩背,巾上更戴皮帽亦可。又有截幅巾之半,缀于帽边下,似较简便。唐舆服制有所谓"帷帽",此仿佛似之。《后汉书》云:"时人以幅巾为雅,用全幅皂而向后,不更着冠,但幅巾束首而已。"按全幅不裁制，今俗妇人用之，古以为雅，今异宜也。

【注释】

[1] 幅巾：古代男子戴的一种头巾。以一整幅绢巾束发，故名。

【白话解】

幅巾能挡风，也能御寒。裁制的款式，上边是圆形与头部相称，前面与眉毛齐平，贴着额头，额两边有带系在脑后，长度覆盖到肩上背上，巾上再戴顶皮帽也行。还有人截取一半幅巾缀于帽边下，看似比较简便。唐代舆服制度说的"帷帽"，很像这种。《后汉书》记载："当时的人把头戴幅巾看作雅致，用一整幅黑色绢巾向后包裹，不用再戴帽子，只是幅巾束头而已。"查考用不经裁制的全幅布料，现在民间的妇女还这样使用，古时认为是雅士才用，现代情况不同了。

【原文】

乍凉时需夹层小帽，亦必有边者。边须软，令随手可折，则或高或下，方能称意。又有无边小帽，按《蜀志》：王衍晚年，俗竞为小帽，仅覆其顶，俯首即堕，谓之"危脑帽"。衍以为不祥，禁之。今小帽无边者，盖亦类是。

【白话解】

天气刚凉时需要夹层小帽，也一定要有边的。帽边要柔软，令人可以随手折叠，或高或低，才能称心如意。还有无边小帽，查考《蜀志》记载：王衍晚年时，民间竞相制一种小帽，仅盖住头顶，低头就掉，叫危脑帽。王衍认为兆头不好，禁止制作。现在无边的小帽，大概就是这类吧。

【原文】

梁有"空顶帽"，隋有"半头帻"，今儿童帽箍，大抵似之。虚其顶以达阳气，式最善。每见老年，仿其式以作睡帽，窃意春秋时家常戴之，美观不足，适意有余。

【白话解】

梁代有"空顶帽"，隋代有"半头帻"，现在儿童的帽箍大抵跟它们相似。不遮盖头顶，以通达阳气，这种款式最好。经常见到老年人仿照这种样子制作的睡帽，我认为春秋季节家常戴上，虽然不够美观，但非常舒适合意。

带

带之设，所以约束其服，有宽有狭，饰以金银犀玉，不一其制，老年但取服不散漫而已，用径寸大圈，玉与铜俱可，以皂色绸半幅，一头缝住圈上，围于腰，一头穿入圈内，宽紧任意勒之，即将带头压定腰旁，既无结束之劳，又得解脱之便。

【白话解】

带子的设计是用来约束服装的，有宽有窄，有的用金银犀玉装饰，款式并不统一。老年人只要令服装不散漫就好。可用直径一寸的大圈，玉和铜都可以，用半幅皂色绸，一头缝在圈上，围在腰间，一头穿入圈内，可随意调节松紧，勒紧之后，就将带头压定在腰旁，既无打结捆绑的烦劳，又方便解开脱下。

有用钩子联络者，不劳结束，似亦甚便。《吴书》所谓"钩络带"类是。但腰间宽紧惟意所适，有时而异，钩子虽可作宽紧两三层，终难恰当，未为适意之用。

有人用钩子连接的,无须打结捆绑,看似也很方便。《吴书》说的"钩络带"就是此类。只要腰间宽紧随意舒适,款式可以不同,钩子虽然能做成两三层,可调节宽紧度,但终归较难合身,不能成为适意的用品。

【原文】

古人轻裘缓带,缓者宽也,若紧紧束缚,未免腰间拘板。少壮整饬仪容,必紧束垂绅,方为合度;老年家居,宜缓其带,则营卫[1]流行,胸膈兼能舒畅。《南华经》曰:"忘腰,带之适也。"又放翁诗云:"宽腰午饷余。"

【注释】

[1] 营卫:这里指气血。

【白话解】

古人穿轻裘着缓带,缓是宽的意思,如果紧紧束缚,未免令腰间拘束板硬。少壮年整理仪容,必须紧束垂下的大带,才是符合规范;老年人家居,应该放松腰带,则气血能够流利运行,胸膈也能够舒畅。《庄子》谈论:"忘记腰的存在,因为腰带是合适的。"另外陆游诗说:"午饭之后宽松腰带。"

【原文】

或制腰束以代带,广约四五寸,作夹层者二。缉其下缝,开其上口,并可代囊。围于服外,密缀钮扣,以约束之。《记·玉藻》曰:"大夫大带四寸。"注:谓广之度也。然则古有带广四寸者,腰束如之,似亦可称大带。

【白话解】

有的人制腰束来代替带子,这种腰束大约宽四五寸,做两个夹层。缝补下缝,敞开上口,还能代替囊袋。围在衣服外边,密密地缀上纽扣,用来约束。《礼记·玉藻》说:"大夫的大带宽四寸。"注:说的是宽度。尽管如此,可是古人有宽四寸、很像腰束的带子,也可称为大带。

【原文】

带可结佩,古人佩觿[1]佩砺[2],咸资于用。老年无须此,可佩小囊,或要事善忘,书而纳于中,以备省览。再则剔齿签与取耳具,一时欲用,等于急需,亦必囊贮。更擦手有巾,用绨及用绸用皮,随时异宜,俱佩于带。老年一物不周,遂觉不适,故小节亦必加详。

【注释】

[1] 觿(xī):古代一种解结的锥子。
[2] 砺:磨刀石。

【白话解】

带子可以打结佩饰,古人佩戴觿或砺,都是有用途的。老年人无须这样,可以带一个小袋,有些容易忘记的要事,写下来装进袋中,以备查阅。再有牙签、耳勺等东西,有时想用,等于急需品,也要放进囊中。还有擦手巾,用细布的或绸的或皮制的,随季节不同而异,都装佩在带上。老年人一样东西不周到,就感觉不舒服,所以小事也要细心留意。

袜

袜以细针密行,则絮坚实,虽平匀观美,适足未也。须绸里布面,夹层制就,翻入或绵或絮,方为和软适足。又乐天诗云:"老遣宽裁袜。"盖不特脱着取便,宽则加温暖耳。其长宜过膝寸许,使膝有盖护,可不另办护膝。护膝亦曰"蔽䣛[1]"。《内经》曰"膝者筋之府",不可着冷,以致筋挛筋转之患。

【注释】

[1]䣛(xī):古同"膝"。

【白话解】

袜子用细针密缝,棉絮过于坚实,虽然平整美观,但不一定合脚。应该用绸衬里,用布作面,双层制作,翻开放入丝绵或絮,才是柔和轻软合脚的。白居易诗说:"老了要穿宽厚的袜。"大概不单脱着方便,宽厚就会加倍温暖吧。袜子的长度应该过膝一寸左右,让膝部有盖护,就可不必另外置办护膝。护膝也叫蔽䣛,《黄帝内经》介绍"膝部是筋汇聚的地方",膝部不能着凉,否则会导致筋挛筋转的病患。

绒袜颇暖,出陕西省者佳。择其质极软滑者,但大小未必恰当,岂能与足帖然?且上口薄,不足护其膝,初冬可着。或购宽大者,缉以皮里,则能增其暖,膝亦可护。

【白话解】

绒毛袜很暖和,陕西省产的最好。选择绒袜要挑那些质地非常软滑的,只是大小不一定合适,哪能都跟脚很吻合呢?而且上口较薄,不能护住膝盖,初冬可以穿。有的人购买宽大的,把皮缝在里面,就能增加温暖,且能护膝了。

有连裤袜,于裤脚下,照袜式裁制,絮薄装之。既着外仍加袜,不特暖胜于常,袜以内亦无裤脚堆折之弊。

【白话解】

有种连裤袜,在裤脚下面按袜子的样式裁制,装上薄絮。穿上后还能加袜,这种穿法不但比平常的袜子温暖,袜内也没有裤脚堆折的毛病。

《内经》曰："阴脉集于足下，而聚于足心。"谓经脉之行，三阴[1]皆起于足，所以盛夏即穿厚袜，亦非热不可耐，此其验也。故两足四时宜暖。《云笈七签》有"秋宜冻足"之说，不解何义。至夏穿絮袜，自必作热，用麻片捶熟，实之即妥，不必他求也。或天气烦热，单与夹袜，俱可暂穿。按：袜制见商代，曰"角袜"，两幅相承，中心系带，今穿单、夹袜，亦需带系，乃不下坠。老年只于袜口后，缀一小钮以扣之，可免束缚之痕。

【注释】

[1] 三阴：这里指起于足部的三条阴经，即足少阴肾经，足太阴脾经，足厥阴肝经。

【白话解】

《黄帝内经》说："阴脉汇集于足底，聚汇于足心。"说的是人体经脉的循行，三条阴经都起源于脚，所以盛夏就是穿厚袜，也不会热得受不了，这就是证明。所以两脚在四季都应该保暖。《云笈七签》有"秋宜冻足"的说法，不明白什么意思。到了夏天穿棉袜，肯定很热，把麻片捶熟，填进去就行了，不必另找其他办法。有时天气烦热，单袜与夹袜，都可以暂时穿用。按：袜子的款式最早见于商代，叫作角袜，两幅连接，中间系带，现在穿单层和夹层袜，也要系带，才不下滑。老年人只要在袜口后，加一个小纽扣，用来扣上袜口，就可避免束缚的痕迹。

袜内将木瓜曝研,和絮装入,治腿转筋[1]。再则袜底先铺薄絮,以花椒、肉桂研末渗入,然后缉就,乍寒时即穿之,可预杜冻疮作患。或用樟脑,可治脚气。陶弘景[2]曰:腿患转筋时,但呼木瓜名,及书土作"木瓜"字皆验。此类乎祝由[3],存其说可耳。

【注释】

[1] 转筋:指局部肌肉痉挛。

[2] 陶弘景:陶弘景(456—536年),字通明,自号华阳隐居,谥贞白先生,丹阳秣陵(今江苏南京)人。南朝齐、梁时医药学家、道教学者。著有《本草经集注》等。

[3] 祝由:古代一种以祝祷治疗疾病的方法。

【白话解】

袜子里面将曝晒研末的木瓜混合棉絮装入,可以治疗腿部肌肉痉挛。另外在袜底先铺薄絮,然后把花椒、肉桂研末掺入,缝合起来,天气突然变冷时立即穿上,可以预防生冻疮。或者用樟脑,可以治疗脚气。陶弘景提示:腿部肌肉痉挛时,只需要呼叫木瓜的名字,或者在地上写"木瓜"两字都有效果。这个有点像祝由的符咒治病,姑且有此一说罢了。

袜外加套,上及于股,所谓套裤。本属马上所用,取其下体紧密,家居办此,亦颇适于体。可单可夹,可绵可皮,随天时之寒暖,作套外之加减。

【白话解】

　　袜子外面加套,一直连接到大腿,就是所说的套裤。本来是骑马用的,取它下肢密实的优点,家居置办来用,也很令身体舒适。可单层可夹层,可丝绵制可皮制,随季节的寒暖变化,作为套外的加减。

【原文】

　　袜以内,更衬单袜,其长必与加外袜等,半截者不堪用。冬月有以羊毛撚[1]线编就,铺中现成售者,亦颇称足而暖。如穿皮里袜则无藉此。

【注释】

　　[1] 撚(niǎn):同"捻",用手指搓转。

【白话解】

　　袜子里面,又衬单袜,长度一定要和外面的袜子相等,半截的不能用。冬月有用羊毛线编成的单袜,店铺中有卖现成的,也能合脚而且温暖。如果穿皮毛作里层的袜就不需要单袜。

鞋

鞋即履也，舄[1]也。《古今注》曰："以木置履底，干腊[2]不畏泥湿。"《辍耕录》[3]曰："舄本鹊字，舄象取诸鹊，欲人行步知方[4]也，今通谓之鞋。"鞋之适足，全系乎底，底必平坦，少弯即碍趾，鞋面则任意为之。乐天尝作"飞云履"，黑绫为质，素纱作云朵，亦创制也。

【注释】

[1] 舄 (xì)：鞋。

[2] 腊：晾干。

[3]《辍耕录》：即《南村辍耕录》，元代文学家陶宗仪所著有关元朝史事的笔记。

[4] 知方：知道礼法。

【白话解】

鞋就是古人说的履或舄。《古今注》介绍："把木头放在鞋底，干燥不怕泥湿。"《辍耕录》解释："舄这个字原本是鹊字，舄的形象取之于鹊，想让人行走时知道正确的行为方式，现在通称鞋。"鞋是否合脚，全部在于鞋底，鞋底要平坦，稍微有些弯曲就妨碍脚趾，鞋面则可以随意制作。白居易曾经制作一种"飞云履"，用黑绫为底，用素纱作云朵，也是一种创制。

用毡制底最佳,暑月仍可着,热不到脚底也。铺中所售布底及纸底,俱嫌坚实,家制布底亦佳。制法:底之向外一层,薄铺絮,再加布包,然后针缉。则着地和软,且步不作声,极为称足。

【白话解】

用毡做鞋底最好,大暑天还能穿,热气到不了脚底。鞋铺中卖的布底和纸底制的鞋,都嫌硬实,自己做的布底鞋也好。做法是:鞋底向外的一层,薄薄地铺些絮,再用布包住,然后用针密密地缝补起来。这种鞋着地柔软,而且走路没有声音,非常合脚。

底太薄,易透湿气。然薄犹可取,晴燥时穿之,颇轻软;若太厚,则坚重不堪穿。唐释清珙[1]诗所谓"老年脚力不胜鞋"也。底之下,有用皮托者,皮质滑,以大枣肉擦之,即涩滞,总不若不用尤妥。

【注释】

[1] 清珙:清珙(1272—1352 年),俗姓温,字石屋,常熟(今江苏常熟)人。元代僧人。所引诗句出自他的《赵会初心提举》,原句为"老来脚力不胜鞋,竹杖扶行步落花"。

鞋底太薄,容易透湿气。不过鞋底薄也有可取之处,晴天干燥时穿着感觉相当轻软;如果太厚,就坚硬厚重不能穿。正如唐朝僧人清珙作诗说的"老年脚力差,连穿鞋都嫌重"。鞋底下,有人用皮托,皮质滑,用大枣肉擦涂后就涩滞了,不过总不如不用皮托更妥当。

【原文】

《事物纪原》[1]曰:"草谓之屦,皮谓之履。"今外洋哈剌八,有底面纯以皮制,内地亦多售者,式颇雅。黄梅时潮湿,即居常可穿,非雨具也。然质性坚重,老年非宜。

【注释】

[1]《事物纪原》:宋代高承编撰,后世多人增补修订而成。是一部集中记述事物起源的类书。

【白话解】

《事物纪原》介绍:"草编的鞋叫屦,皮制的鞋叫履。"现在外国的洋货哈剌八,有的底面纯粹用皮制作,国内卖的人也很多,款式相当雅致。黄梅时节天气潮湿,就可在家常时穿,这不是雨具。然而这种鞋质性坚重,老年人穿不合适。

鞋取宽紧恰当。惟行远道,紧则便而捷。老年家居宜宽,使足与鞋相忘,方能稳适。《南华经》所谓"忘足,履之适"也。古有履用带者,宽则不妨带系之。按元舆服制"履有二带",带即所以绾履者。

【白话解】

鞋要选取宽紧恰当的。只有走远路时,要穿紧鞋才轻便而快。老年人家居应该穿得宽松,使脚和鞋不相妨碍,穿起来才能稳当舒适,正是《庄子》说的"忘记脚(的大小),鞋子就舒适"。古代的鞋有鞋带,鞋宽时就不妨用鞋带系住。考查元代舆服制度说"履有二带","带"就是用来系鞋的。

【原文】

冬月足冷,勿火烘,脱鞋趺坐,为暖足第一法。绵鞋亦当办,其式鞋口上添两耳,可盖足面;又式如半截靴,皮为里,愈宽大愈暖,鞋面以上不缝,联小钮作扣,则脱着便。

【白话解】

冬天脚冷,不要用火烘,脱下鞋盘腿坐下,是暖脚的最佳方法。丝绵鞋也要置办,款式是鞋口上添两耳,可盖住脚面;还有样子像半截靴的,用皮作里子,越宽大就越暖和,鞋面以上不缝住,连上小纽扣,穿脱就方便。

陈桥草编凉鞋,质甚轻,但底薄而松,湿气易透,暑天可暂着。有棕结者,棕性不受湿,梅雨天最宜。黄山谷[1]诗云"桐帽棕鞋称老夫",又张安国[2]诗云"编棕织蒲绳作底,轻凉坚密稳称趾",俱实录也。

【注释】

[1] 黄山谷:即黄庭坚(1045—1105年),字鲁直,号涪翁,又号山谷道人,洪州分宁(今江西修水)人。北宋诗人、词人、书法家,"江西诗派"的开山之祖。所引诗句出自他的《次韵子瞻以红带寄王宣义》。

[2] 张安国:即张孝祥(1132—1170年),字安国,号于湖居士,历阳乌江(今安徽和县乌江镇)人。南宋词人、书法家,有《于湖居士文集》《于湖词》等传世。所引诗句出自他的《黄升卿送棕鞋》。

【白话解】

陈桥产的草编凉鞋,质地轻便,但鞋底薄而松,容易透进湿气,暑天可暂时穿。有的用棕皮编结,棕皮不受湿,梅雨天最合适。黄庭坚诗说"穿着桐帽棕鞋自称老夫",还有张孝祥诗说"把棕皮和蒲草编织成绳做鞋的底面,轻巧凉快,致密稳固,适合脚趾",都是写实。

【原文】

制鞋有纯用绵者,绵撚为条,染以色,面底俱以绵编。式似粗俗,然和软而暖,胜于他制。卧室中穿之最宜,跌坐亦稳帖。东坡诗所谓

"便于盘坐作跏趺"也。又《本草》曰:"以糯稻秆藉靴鞋,暖足去寒湿气。"

有的鞋纯粹用丝绵制,把丝绵线捻成条,染上色,鞋面鞋底都用丝绵编结。款式看似粗俗,但软和保暖,比其他材料制的好。最适合在卧室中穿着,盘腿坐也稳当。正是苏轼诗说的"便于修禅盘腿打坐"。另外《本草》介绍:"用糯稻秆垫在靴鞋里,又暖足又能去除寒湿气。"

【原文】

暑天方出浴,两足尚余湿气,或办拖鞋。其式有两旁无后跟,鞋尖亦留空隙以通气,着少顷,即宜单袜裹足,毋令太凉。

【白话解】

夏天刚洗完澡,两脚还留有湿气,有时要准备拖鞋。拖鞋的款式有两旁无后跟,鞋尖也留有空隙用来通气,穿一会儿,就要穿上单袜包好脚,不要让脚太凉。

杂器

【原文】

眼镜为老年必需,《蔗庵漫录》曰:"其制前明中叶传自西洋,名'叆叇[1]'。"中微凸,为"老花镜"。玻璃损目,须用晶者。光分远近,看书作字,各有其宜。以凸之高下别之。晶亦不一,晴明时取茶晶、墨晶;阴雨及灯下,取水晶、银晶。若壮年即用以养目,目光至老不减。中凹者为近视镜。

【注释】

[1]叆叇(ài dài):眼镜。

【白话解】

眼镜是老年人的必需品,《蔗庵漫录》介绍:"眼镜的制法是明代中叶从西洋传入的,名叫叆叇。"镜片中间微凸的是老花镜。玻璃损害眼睛,所以要用透亮的。光线有远有近,看书写字,各有不同,用镜片凸出部分的厚薄来区分。透亮程度也不一,天晴明时用茶色和墨色晶亮玻璃;阴雨天及在灯下,用水色、银色晶亮玻璃。如果人从壮年就注意戴眼镜保护眼睛,那么直到年老目光也不会衰退。镜片中间凹的是近视镜。

骨节作酸,有按摩之具曰"太平车"。或玉石,或檀木,琢为珠,大径寸而匾,如算盘珠式;可五可六,钻小孔贯以铁条,折条两头合之,连以短柄,使手可执。酸痛处,令人执柄挼捺,珠动如车轮,故曰"太平车"。闻喇嘛治病,有推拿法,此亦其具也。

【白话解】

骨节酸痛,有种叫"太平车"的按摩工具可用。或用玉石,或用檀木,雕琢成珠子,大的直径有一寸而扁平,像算盘珠的样子;可用五六粒,钻出小孔用铁条穿上,把两头折合起来,连接短柄,使手可以拿住。找到酸痛的地方,令人抓着短柄按揉,珠子像车轮一样滚动,所以叫"太平车"。听说喇嘛治病,有推拿的方法,也是用这种工具。

【原文】

捶背以手,轻重不能调。制小囊,絮实之,如莲房,凡二;缀以柄,微弯,似莲房带柄者。令人执而捶之,轻软称意,名"美人拳"。或自己手执,反肘可捶,亦便。

【白话解】

用手捶背,不能调节轻重。制作一个小袋,装入棉絮,好像莲房,总共做两个。缀上柄,微微弯曲,好像带柄的莲房。让人拿着捶背,轻松柔软称心如意,叫美人拳。或者自己手里拿着,反肘就能捶背,也很方便。

隐背,俗名"搔背爬",唐李泌[1]"取松樛枝作隐背"是也。制以象牙或犀角,雕作小兜扇式,边薄如爪,柄长尺余。凡手不能到,持此搔之,最为快意。有以穿山甲制者,可搔癣疥,能解毒。

【注释】

[1] 李泌:李泌(722—789年),字长源,京兆(今陕西西安)人,唐代中期政治家、学者。

【白话解】

隐背,俗名"搔背爬",唐代李泌说"拿松樛枝制成隐背",指的就是这个。用象牙或犀角制作,雕成小兜扇的样式,边薄似爪,柄长一尺左右。凡是手够不着的地方,拿着这种东西搔痒,最为畅快如意。有的用穿山甲制作,既能搔癣疥,又能解毒。

《西京杂记》[1]:"广川王发魏襄王冢,得玉唾壶。"此唾壶之始也。今家常或瓷或锡,可以多备,随处陈设。至寝时,枕旁尤要,偶尔欲唾，非此不可。有谓："远唾不如近唾，近唾不如不唾。"此养生家之说。《黄氏日抄》[2]曰："鬼畏唾。"愚谓唾非可畏，盖人之阳气，唾必着力发泄之，阳气所薄，故畏耳，或有此理。养生贵乎不唾，正恐发泄阳气也。

【注释】

[1]《西京杂记》：东晋葛洪辑抄，旧题汉代刘歆著，或为伪托。古代历史笔记小说集，记录西汉杂史、轶事。

[2]《黄氏日抄》：南宋黄震所撰读书笔记。黄震（1213—1280年），字东发，人称"于越先生"，慈溪（今属浙江）人。

【白话解】

《西京杂记》记载："广川王挖掘魏襄王的墓冢，得到一个玉唾壶。"这是最早的唾壶。现在家常用的或瓷制或锡制，可以多准备几个，随处摆放。到睡觉时，枕旁尤其要准备一个，偶尔想吐唾沫，非用这个不可。有人说："远唾不如近唾，近唾不如不唾。"这是养生家的观点。《黄氏日抄》记载："鬼害怕唾液。"我认为不是唾沫可怕，而是因为人的阳气，在吐唾沫时必定被用力发泄出来，阳气逼近，鬼才害怕。可能是这个道理。养生以不吐唾液为贵，正是担心发泄阳气。

【原文】

冬寒频以炉火烘手，必致十指燥裂。须银制暖手，大如鹅卵，质极薄，开小孔，注水令满，螺旋式为盖，使不渗漏；投滚水内，有顷取出暖手，不离袖则暖可永日。又有玉琢如卵，手握得暖气，即温和不断。

　　冬天寒冷时频频用炉火烘手,必导致十指干燥皲裂。所以要用银制"暖手",这种东西像鹅蛋那么大,质地极薄,开一个小孔,灌满水,做个螺旋式盖子,盖紧使水不渗漏。投放到滚水中,一会儿拿出暖手,只要不离开袖口就能温暖一整天。还有一种,把玉雕琢得像鸡蛋一样,用手握住能得到暖气,就一直很温暖。

【原文】

　　暑天室有热气,非风不驱。办风轮如纺车式,高倍之,中有转轴,四面插木板扇五六片。令人举柄摇动,满室风生,顿除热气,特不可以身当之耳。《三才图会》谓:"军器中有用此置地窖内,扇扬石灰者。"

【白话解】

　　夏天室内的热气,没有风就驱不散。置办一个像纺车一样的风轮,高度则为纺车的两倍,中间设置转轴,四面插五六片木板扇。让人拿起柄摇动,就可以满室生风,立即消除热气,只是不能用身体直接正对着风。《三才图会》记载:"军队中有时把这种东西放在地窖内,用来扇扬石灰。"

【原文】

　　冬用暖锅,杂置食物为最便,世俗恒有之。但中间必分四五格,使诸物各得其味。或锡制碗,以铜架架起,下设小碟,盛烧酒燃火暖之。

冬天用暖锅放置零碎食物最方便,民间经常使用。只是中间要分四五格,使各种东西不串味。或者用锡制成碗,用铜架支起,下摆小碟,盛放烧酒,点燃保暖。

【原文】

深夜偶索汤饮,猝不能办,预备暖壶,制以锡,外作布囊,厚装絮以囊之,纳诸木桶中,暖可竟夜。《博古图》[1]有"温酥壶",如胆瓶式,入滚水内化酥者。古用铜,今或用锡。借为暖汤之备,亦顷刻可俟。按《颐生录》[2]曰:"凡器铜作盖者,气蒸为滴,食之发疮。"则用铜不如用锡,用锡更不如用瓷。

【注释】

[1]《博古图》:即《博古图说》,北宋黄伯思所撰金石学著作,宋徽宗敕撰的《宣和博古图》多采用其说。黄伯思,字长睿,别字霄宾,自号云林子,邵武(今属福建)人。

[2]《颐生录》:即《混俗颐生录》,宋代刘词所撰养生著作,收入《道藏·洞神部》。内容涉及饮食、患风、户内、禁忌等方面的养生原则与方法。

【白话解】

深夜老年人偶尔想喝热汤,一下子来不及准备,可以预先用锡制作保暖壶,外面包裹一个布袋,布袋内装入厚厚的絮棉,放进木桶中,可以保暖一整夜。《博古图》有"温酥壶",像胆瓶的形状,将滚水放入内可以溶化乳酪。古代用铜，现在有的用锡制作。拿来作为暖汤的设备，一会儿就能好。考查《颐生录》记载："大凡器皿用铜做盖的，热气蒸腾起来成为水滴，吃了之后会生疮。"这样看来用铜不如用锡，用锡更不如用瓷制了。

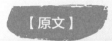

棕拂子，以棕榈树叶，擘作细丝，下连叶柄，即可手执。夏月把玩，以逐蚊蚋，兼有清香，转觉雅于麈尾。少陵有诗云："不堪代白羽，有足驱苍蝇。"山野销夏之具，亦不可少此。

【白话解】

棕拂子，是把棕榈树叶，用手撕成细丝，下端连接叶柄，就能用手拿起来。夏天拿在手上把玩，用来逐赶蚊蝇，还有清香的气味，反而感觉比用麈的尾毛做的拂尘更清雅。杜甫有诗说："不能代替羽毛扇，但有此足以驱逐苍蝇。"这是山村度夏的用具，也是不可缺少的。

中医药健康养

生文化源远流长，古代养生名家与名著众多，
是非常珍贵的文化遗产，有待研究与挖掘。本丛书
精选古代中医养生的经典名著与名篇，从普及的角度进
行自话译解，为大众提供了一套以古代经典为依托的通俗性
养生读本，使普通读者能……地认识中华民族的健康理念与
养生智慧。

本丛书选择了从秦汉到明清时期在养生学术方面极具代表性
的经典养生名著与名篇，通览丛书，对中医药健康养生文
化可以有较系统全面的了解。

本丛书的译解，注意吸收学术界相关著作的研究成
果，力求准确理解与通俗表达，体现学术性
与普及性的统一。

卷 四

卧房

室在旁曰房。《相宅经》曰:"室中央为《洛书》五黄[1],乃九宫尊位。"不敢当尊,故卧须旁室。老年宜于东偏生气之方,独房独卧。静则神安也,沈佺期[2]诗云:"了然究诸品,弥觉静者安。"房以内,除设床之所,能容一几一榻足矣;房以外,令人伺候,亦择老年者,不耽酣睡,闻呼即应乃妥。

【注释】

[1]《洛书》五黄:《洛书》,古代传说中洛水所出的术数图像。图中用黑白圆点表示数字1~9,由于数字5位于中央,五行属土,土色黄,故云"五黄"。

[2]沈佺期:沈佺期(约656—约714年),字云卿,相州内黄(今属河南)人。唐代诗人,与宋之问齐名,并称"沈宋"。所引诗句出自他的《绍隆寺》。

【白话解】

在正室旁边的房是卧房。《相宅经》说:"室中央是《洛书》的五黄之位,是九宫中最尊贵的位置。"因为不敢处于尊贵位,所以卧室必须在旁边。老年人适宜住在偏东的阳气生发之地,独自一房独自睡卧,心静则精神安定。沈佺期作诗说:"研究清楚各种事物,更觉安静是最好的。"卧房内,除了摆床的地方,能容下一几一榻就足够了。房外,安排伺候的佣人,也要选老年人,不易沉睡误事,听见呼叫能立即回应才妥当。

《易》言："君子洗心，以退藏于密。"卧房为退藏之地，不可不密，冬月尤当加意。若窗若门，务使勿通风隙，窗阖处必有缝，纸密糊之。《青田秘记》曰："卧房窗取偶，门取奇，合阴阳也。"故房门宜单扇，极窄，仅容一身出入。更悬毡幕，以隔内外，按《造门经》：门之高低阔狭，随房大小方向，另制尺量之。妄断祸福，此假阴阳而神其说，可勿泥。

【白话解】

《周易》说："君子洗涤心灵，退居藏身于隐秘之地。"卧房就是退居藏身的地方，不可以不密闭。冬季尤其应当注意。像窗和门，务必不要留通风的缝隙。窗户打开处一定有缝隙，应用纸张严密地糊上。《青田秘记》说："卧房的窗户取双数，门取单数，这才阴阳协和。"因此房门应该用单扇，且十分狭窄，只容一人出入，再悬挂毡幕，用来隔离内外。查考《造门经》记载：门的高矮宽窄，随房间大小和方向，另外制定尺度衡量。这种说法轻率地断言祸福，借阴阳学说来神化其理论，可以不拘泥于此。

【原文】

卧房暗则能敛神聚气，此亦阴阳家之说。《易》"随"卦之象辞曰："君子以向晦入宴息。"卧房必向晦而后入，本无取乎垲[1]爽[2]，但老年人有时起居卧房，暗则又非白昼所宜。但勿宽大，宁取垲爽者，或窗外加帘，酌明暗而上下之也可。

房开北牖，疏棂作窗，夏为宜，冬则否，窗内须另制推板一层以塞之。《诗·豳风》云："塞向墐[3]户。"注曰：向，北出牖也。北为阴，阴为寒所从生，故寒以御之也。

【注释】

[1] 垲(kǎi)：地势高而干燥。

[2] 爽：明朗，清亮。

[3] 墐(jìn)：用泥涂塞。

【白话解】

卧房阴暗则能收敛心神汇聚精气，这也是阴阳家的说法。《周易》中"随"卦的象辞解释："君子在天黑后才入房休息。"所以卧房一定要在傍晚后才进入，本来不一定要地势高而且干燥明亮，只是老年人有时起居都在卧房，太昏暗就不适合白天活动。即使不须宽大，也要取干燥明亮的地方，或者窗外加窗帘，根据明暗来上下调节也行。

卧房开北窗，用疏松的窗格当作窗，夏季很适宜，到冬季则不行。窗内须另外制备一层推板来堵塞窗口。《诗经·豳风》有"塞向墐户"之句。注释：向，指的是朝向北面的窗。北为阴，阴面是寒气化生之处，故堵塞窗户来抵御严寒。

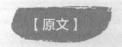

【原文】

冬以板铺地平，诚善，入夏又嫌隔住地气，未免作热。置矮脚凳数张，凳面大三四尺，量房宽窄，铺满于中，即同地平板。夏月去凳，亦属两便。卧户与书室并宜之。

冬季用木板平铺地面,确实很好。入夏季又会嫌此隔住了地气,难免生热。放置几张矮脚板凳,凳面宽三四尺,根据卧房的宽窄,在房中铺满,就跟铺地平板一样。夏季移去板凳,也是很方便的。卧房与书房都适宜此种做法。

【原文】

《蠡海集》曰:"春之气自下而升,故春色先于旷野;秋之气自上而降,故秋色先于高林。"寒气亦自上而降,故子后霜落时,寒必甚,气随霜下也。椽[1]瓦疏漏,必厚作顶板以御之。即长夏日色上逼,亦可隔绝热气。如板薄,仅足承尘而已,徒添鼠窟以扰夜眠。

【注释】

[1] 椽(chuán):放在檩上架着屋顶的木条。

【白话解】

《蠡海集》说:"春气自下而升发,所以春色先在旷野显现;秋气自上而降,故秋色先在高林显现。"寒气也自上而降,所以子时后霜落时,寒气一定更甚,这是寒气随霜降下的原因。椽木屋瓦疏松破漏,一定要做厚顶板来抵御寒气。就是长夏艳阳上晒,也可以用来隔绝热气。如果顶板很薄,仅能够来承托灰尘而已,白白增添老鼠窝巢来干扰睡眠罢了。

窗户虽极紧密，难免针隙之漏，微风遂得潜入。北地御寒，纸糊遍室，则风始断绝，兼得尘飞不到，洁净爽目。老年卧房，可仿而为之，每岁初冬，必重糊一度。

【白话解】

窗户虽然十分紧密，难免还有一点漏缝，微风于是可以潜入。所以北方御寒，用纸糊遍房室，那样才能隔断风，同时使灰尘不能飞进房室，洁净爽目。老年人的卧房，可效仿此法布置。每年初冬，一定要再用纸糊一次。

【原文】

长夏日晒酷烈，及晚尚留热气，风即挟热而来。故卧房只宜清晨洞启窗户，以散竟夜之郁闷，日出后俱必密闭。窗外更下重帏遮隔，不透微光，并终日毋令人入，人气即致热也。盖热皆从外至，非内生耳。入寝时，但卷帏，亦勿开窗，枕簟[1]胥含秋意。

【注释】

[1] 簟（diàn）：竹席。

长夏日晒酷热猛烈，到晚上仍留有热气，风就带热而来，因此卧房只适合在清晨把门窗全打开，用来消散前夜的郁闷之气。日出之后，门窗一定都要紧闭，窗外再放下多层帷帘遮掩隔离，不透微毫之光，并且一天不要让人进入，因为人气会产生热气。热气都是从外而来，不是屋内自生的。入睡时，只是卷起帷帘，也不要开窗，枕席都含有秋天的凉意。

【原文】

楼作卧房，能杜湿气。或谓梯级不便老年，《华佗导引论》曰："老年筋缩足疲，缓步阶级，以展舒之。"则登楼正可借以展舒。谚又有"寒暑不登楼"之说，天寒所畏者风耳，如风无漏隙，何不宜之有？即盛夏但令窗外遮蔽深密，便无热气内侵。惟三面板隔者，木能生火也。按《吴兴掌故》[1]有销暑楼，颜真卿题额。则楼亦可销暑也。又韩偓[2]诗云："寝楼西畔坐书堂。"则楼宜寝，并可称寝楼。然少觉不适，暂迁楼下，讵[3]曰非宜？

卧所一斗室足矣，如地平铺板，不嫌高过于常，须去地二尺许，令板下前后气通；入冬仍以板塞，南向微开小隙而已，纵不及楼居，亦足以远湿气。

【注释】

[1]《吴兴掌故》：即《吴兴掌故集》，明代徐献忠撰。著者寓居湖州时所作，内容包括乡贤、水利、风土、物产等十三类。

[2]韩偓：韩偓（844—923年），字致尧，自号玉山樵人，京兆万年

（今属陕西）人。唐末五代间诗人、词人,擅写宫词,辞藻华丽,人称"香奁体"。所引诗句出自他的《朝退书怀》。

[3]讵(jù):岂,怎。

【白话解】

楼房作卧室,能杜绝湿气,也有人说梯阶不方便老年人。《华佗导引论》说:"老年人筋骨收缩,脚力疲劳,应慢步上阶梯,来舒展筋骨。"那么上楼正好借来舒展了。谚语又有"寒暑不登楼"的说法,天气寒冷时主要是畏惧有风,如果没有漏隙来入风,哪里不适宜呢? 即使在盛夏,只要将窗外遮蔽得严实固密,便没有热气内侵。只用三面木板隔开卧室,原因是木容易着火。查考《吴兴掌故》有"销暑楼",颜真卿题名,可见楼也可以消暑。另外韩偓诗说"睡觉的楼房西临书房",那么楼也适合睡觉,并可称作寝楼。不过如稍微感觉不适,就暂时迁居楼下,这样谁又能说不适宜呢?

卧室一间小房足够了,如果在地面铺木板,不妨铺得比平常高,应该离地两尺左右,让木板底下前后空气流通。入冬仍用楼板塞住,向南微微开一条小缝隙而已。纵使比不上楼居,也足以远避湿气了。

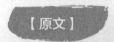

【原文】

北方作地炕,铺用大方砖,垫起四角,以通火气。室之北壁,外开火门,熏令少热,其暖已彻昼夜。设床作卧所,冬寒亦似春温,火气甚微,无伤于热,南方似亦可效。

【白话解】

　　北方做地炕,用大方砖铺砌,垫起四个角,来通火气。卧室的北墙,向外开设火门,熏炕令其稍稍温热,其温暖可以保持一天一夜。摆上床作为睡觉的地方,寒冷的冬天也能像春天一样温暖,火气很小,人不会被热气伤害,南方似乎也可以效仿此法。

床

《记·内则》云:"安其寝处。"安之法,床为要。服虔《通俗文》曰:"八尺曰床。"故床必宽大,则盛夏热气不逼。上盖顶板,以隔尘灰,后与两旁,勿作虚栏;镶板高尺许,可遮护汗体;四脚下周围,板密镶之,旁开小门,隆冬置炉于中,令有微暖;或以物填塞,即冷气勿透。板须可装可卸,夏则卸去。床边上作抽屉一二,便于置物备用。

【白话解】

《礼记·内则》中说:"睡觉的地方要安稳。"安稳的事项,以床为首要。服虔《通俗文》中说:"八尺为床。"因此床一定要宽大,盛夏时热气就不会郁闭。床上部盖上顶板,用来阻隔灰尘。床后部与两旁处不要设置通风的床栏,镶嵌上大约一尺高的木板,可用来遮挡出汗的身体。床四个脚的周围,用木板紧密地镶嵌,床的旁边开设一个小门,隆冬时在里面放置暖炉,让床有微微暖意。或者用东西填塞,让寒气不能透过床板。床板是应该可以安装也可以卸除的,夏季则卸掉它。床边上做一两个抽屉,方便放置物品备用。

【原文】

安床着壁,须杉木板隔之。杉质松,能敛湿气,若加油漆,湿气反凝于外。头卧处近壁,亦须板隔,否则壁土湿蒸,验之帐有霉气,人必受于不觉。《竹窗琐语》曰:"黄梅时,以干栎炭置床下,堪收湿,晴燥即撤去,卧久令人病瘖。"

【白话解】

在墙旁安置床,要用杉木板隔离。杉木质地疏松,能收敛湿气。如果加上油漆,湿气反而凝结在床外。睡卧时头靠近墙壁的,也要用木板隔开,否则墙壁泥土的湿气蒸郁,会发现帐上有霉气,人一定会在不知不觉中感受湿气。《竹窗琐语》介绍:"梅雨季节,把栎木炭放置在床下,很能吸收湿气,晴朗干燥时就撤去,否则睡久了会让人患失声病。"

【原文】

床低则卧起俱便,陆放翁诗所谓"绿藤水纹穿矮床"也。如砖地安床,恐有地风暗吹,及湿气上透,须办床垫。称床大小,高五六寸,其前宽二尺许,以为就寝仵足之所。今俗有所谓"踏床"者,床前另置矮凳。既有床垫,踏床可省。

【白话解】

床低则睡卧起床都方便,陆游诗中说的"穿着绿藤与水波纹饰的衣服掠过矮床"就是说这种床。如果在砖地上安置床,怕有地面的风暗中侵袭,以及湿气向上透发,要置办床垫,符合床的大小,高五六寸,前部宽两尺左右,把它作为睡觉放脚的地方。现在民间有叫踏床的东西,是在床前另外放置矮凳。已经有了床垫的话,可省去踏床。

暖床之制，上有顶，下有垫，后及两旁，俱实板作门；三面镶密，纸糊其缝，设帐于内，更置幔遮于帐前，可谓深暖至矣。入夏则门亦可卸，不碍其为凉爽也。今俗所谓暖床，但作虚栏绕之，于暖之义奚取？

【白话解】

暖床的制法，上有床顶，下有床垫，床后以及两旁，都用实板作门，三面镶嵌密实，用纸糊贴门板缝隙，在床内设置蚊帐。再在蚊帐前加上帷幔遮掩，可以说非常温暖了。入夏，就可以卸下门板，不妨碍床的凉爽。现在民俗说的暖床，只是围绕床做通透栏杆，哪里谈得上暖呢？

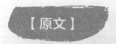

《说文》曰："簟，竹席也。"昌黎诗云"卷送八尺含风漪[1]"是也。今以木镶方匡，或棕穿，或藤穿，通谓之簟。窃意温凉异候，床不得屡易，簟则不妨更换。夏宜棕穿者，取其疏；冬宜藤穿者，取其密。陕西有以牛皮绷若鼓，作冬月卧簟，尤能隔绝冷气。

【注释】

[1] 风漪：微风吹拂水面形成的波纹，此处借指竹席。

《说文》解释:"簟,是竹席。"韩愈诗中说"送我八尺长的风漪",风漪就是指竹席。现在用木镶嵌四方边框的,或用棕绳编织的,或用藤条编织的,都称为簟。我认为气候温凉不同,床不能多次改换,簟就不妨更换。夏季适宜用棕绳编织的席子,取其疏松的好处;冬季适宜藤条编织的席子,取其紧密的特点。陕西有用牛皮绷成鼓状的,作为冬天的卧席,特别能隔绝寒气。

【原文】

盛夏暂移床于室中央,四面空虚,即散烦热,楼作卧室者更妥。窗牖不可少开,使微风得入卧所。凡室有里外间者,则开户以通烦闷之气,户之外,又不嫌窗牖洞达矣。

【白话解】

盛夏时暂将床移到卧室中央,四面空旷,便能散除烦闷郁热。楼阁作为卧室更加妥当。窗户不能开得太少,要让微风进入卧室。凡是卧室有里外两间的,就要打开门户来疏通闷热之气,在外室,则不妨大开窗户流通空气了。

帐

帐必与床称,夏月轻纱制之。《齐东野语》[1]云:"纱之至轻者曰'轻容'。"王建[2]《宫词》云"嫌罗不着爱轻容"是也。又须量床面广狭,作帐底如帐顶布为之,帐下三面缝连,不但可以御蚊,凡诸虫蚤之类,亦无间得人。

【注释】

[1]《齐东野语》: 南宋周密所撰笔记,多记南宋史事。周密(1232—1298年),字公谨,号草窗。南宋文学家,著有《武林旧事》等。

[2] 王建: 王建(765—830年),字仲初,颍川(今河南许昌)人,唐代大臣、诗人,擅长乐府诗。

【白话解】

帐一定要和床相吻合,夏季用轻纱制成。《齐东野语》介绍:"纱中最轻的叫'轻容'。"王建《宫词》说"不穿罗衣,爱着薄纱"就是指这个了。帐的尺寸要计算床面的宽窄,帐底和帐顶一样,用布来做。帐下三面缝在一起,不但可以防蚊,凡是虫子跳蚤之类的,也没有空隙能钻入帐中。

夏帐专在御蚊,其前两幅阖处,正蚊潜入之径也,须以一幅作夹层五六寸,以一幅单层纳入,再加小钮二三,扣于帐外,则蚊不能曲折以入。《东方朔别传》[1]曰:"蚊喜肉而恶烟。"禁其来,不若驱其去,捞水面浮萍曝干,加雄黄少许,烧烟熏室,可并帐外驱之。刘著[2]诗云"雷声吼夜蚊",亦得免矣。

【注释】

[1]《东方朔别传》: 著者不详,原题《东方朔传》,是关于东方朔的传记,今已散佚。东方朔,字曼倩,西汉辞赋家。

[2]刘著:刘著,字鹏南,舒州皖城(今安徽潜山)人,北宋政和、宣和年间进士。

【白话解】

夏天的帐子专用来防蚊,其前面两幅帐纱开合的地方,正是蚊子潜入的路径。要把一幅帐纱做成五六寸宽的夹层,把另一幅帐纱装入其中,再加两三个小纽扣,扣在帐外,蚊子就不能曲折地潜入帐中了。《东方朔别传》记载:"蚊子喜欢肉味而厌恶烟味。"禁止它来,不如驱赶它走。把水面浮萍捞取晒干,加一些雄黄,燃烟熏灼卧室,可以连同帐外的蚊子一起赶走了。刘著诗中所说的"夜蚊的声音就像雷声一样",也可以避免了。

【原文】

纱帐须高广,范蔚宗诗所谓"修帐含秋阴"也。有以细竹短竿,横挂帐中,安置衣帕为便。冬月颇宜,夏则多一物,则增一物之热。至脚后可设小几,陈茗碗、瓶花、佛手柑等类,有枕旁置末丽、夜来香者,香浓透脑,且易引虫蚁,须用小棕篮置之,悬于帐顶下。二花香有余,色不足,惟供晚赏。凡物丰此即啬彼,亦造物自然之理。

【白话解】

　　纱帐要高大宽广,就是范晔作诗说的"长长的纱帐带来秋凉"。有用细短的竹竿横挂在帐中的,方便放置衣帕,冬季很合适,夏天的话多一种东西就多一层热气。在床脚后可设小案几,放茶具、瓶花、佛手柑之类的东西。有人在枕头边放茉莉、夜来香等花,花的香气浓郁入脑,且易引来虫蚁,要用小棕篮装起来,悬挂在帐顶上。这两种花香气有余,颜色不足,只能供给晚上欣赏。事物一方面好则另一方面不足,也是造物主的天然法则。

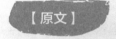
【原文】

　　予曾以荷花折置帐中,夜半后,瓣放香吐,辛烈之气,睡梦中触鼻惊醒,其透脑为患可知。因忆茂叔[1]"香远益清"之说,真善于体物也。若移置帐外,能使隔帐香来,斯尤独绝,香浓故耳。

【注释】

　　[1]茂叔:即周敦颐(1017—1073年),字茂叔,号濂溪,世称濂溪先生,营道(今属湖南)人。北宋理学家,"北宋五子"之一,著有《太极图说》《通书》等。

我曾把荷花折下放在帐中,夜半后,花瓣开放,香气吐郁,辛烈的香气,让我睡梦中触鼻惊醒,可知它的香气能透脑带来困扰。于是想起周敦颐"香气远播,显得更加清新芳香"的说法,他真是擅长观察事物啊!如果将花移置在帐外,能令香气隔帐传来,那种感觉尤其独特妙绝,因为香气很浓郁。

【原文】

另有小帐之制,竹为骨,四方同于床,或弯环如弓样,或上方而窄、下方而宽,如覆斗样。《释名》[1]所谓"斗帐"是也。帐罩于外,大小称乎骨,随处可张,颇为轻便。又有扇帐、荷包帐,俱非居家便用,无取也。

【注释】

[1]《释名》:东汉刘熙撰。该书从语音角度探求字义和事物名称来源,为训诂学著作。

【白话解】

另外有小帐的制法,用竹子做骨架,四面方正与床相同,有的弯曲成弓状,有的上面方正且窄,下面方正且宽,像倒扣的斗一样。《释名》说的"斗帐"就是这种。帐罩在外面,大小与骨架相称,随处可以升张,很是轻巧方便。此外还有扇帐、荷包帐,都不是居家方便应用的,并不可取。

冬月帐取低小，则暖气聚，以有骨子小帐，即设诸大床内；床之外，顶板覆其上，四面更以布作围，周匝亦如帐。床大帐小，得围遮护，乃益其暖。若暖床三面镶板，竟设小帐于中作围，赘矣。

【白话解】

冬天的帐应选取矮小的，温暖之气才能汇聚帐中。把有骨架子支撑的小帐，放置在大床内。床的外部，用顶板覆盖在床上，床四面再用布围绕，绕一圈，也像帐子一样。床大帐小，能够围绕遮护人体，于是更加温暖。如果暖床三面镶嵌有木板的，还在床内挂小帐围绕，就累赘了。

纸可作帐，出江右，大以丈计，名"皮纸"，密不漏气，冬得奇暖。或布作顶，少令通气，东坡诗："困眠得就纸帐暖。"刘后村[1]诗："纸帐铁擎风雪夜。"又元张昱[2]诗："隔枕不闻巫峡雨，绕床惟走剡溪云。"或绘梅花于上，元陈泰[3]诗："梦回蕲竹生清寒，五月幻作梅花看。"盖自宋元以来，前人赏此多矣，如有题咏，并可即书于帐。

【注释】

[1] 刘后村：即刘克庄（1187—1269 年），初名灼，字潜夫，号后村，

莆田（今属福建）人。南宋豪放派词人。所引诗句出自他的《记梦》。

　　[2]张昱：张昱（生卒年不详），字光弼，号一笑居士，晚号可闲老人，庐陵（今江西吉安）人。元代诗人。所引诗句出自他的《演法师惠纸帐》。

　　[3]陈泰：陈泰（1279—1320年），字志同，号所安，茶陵（今属湖南）人。元代进士。所引诗句出自他的《纸帐歌》。

【白话解】

　　纸也可以做帐，这种纸产于江西，大到以丈来计量，名叫皮纸，密不透气，冬天特别温暖。有的用布做纸帐的帐顶，令其稍微透气。苏轼有诗说"困倦欲睡时进入温暖的纸帐"，刘克庄有诗说"风雪之夜房中有纸帐和铁烛台"，元代张昱也有诗说"隔着枕头听不见巫峡的雨声，围绕床铺只有纸帐上的剡溪云烟"。有的人在纸帐上绘上梅花。元代陈泰诗说："梦醒看到纸帐上的蕲竹清朗而有寒意，五月了还能观赏纸帐上的梅花。"从宋元以来，前朝之人赏玩这种纸帐的很多了。如果有题词歌咏的，可一并写在纸帐上。

【原文】

　　《南史》[1]：梁武帝有木棉布皂帐，名曰"古终"。木棉布质厚于绸，暖即过之。窃意宫帏中所以用此者，乃寓崇俭之意，不然，则帐之暖，又岂独木棉布哉？《晋书·元帝纪》"帝作布帐、练帷"，皆崇俭也。宫帏中犹有崇俭如此者，士庶之家宜知节矣！

【注释】

　　[1]《南史》：唐代李延寿所撰纪传体史书，记录了南朝宋、齐、梁、陈四朝历史。

《南史》记载梁武帝有木棉布皂帐,名叫"古终"。木棉的质地比绸缎厚,保暖自然好过绸缎。我个人认为皇宫选用木棉布的原因,是含有推崇节俭的意思的。不然,暖帐又怎么会只用木棉布而已?《晋书·元帝纪》记载"晋元帝用布帐、丝帷",都是推崇节俭。皇宫中还这样推崇节俭,士人和平民百姓更应该知道节约了。

【原文】

有竹帘极细,名"虾须帘",见《三湘杂志》。夏制为帐,用骨子弯环如弓样者,帘分四片,前二后一,顶及两旁,弯环合一;布缘其边,多缀以钮,称骨子扣之;前二片中分处,入寝亦扣密,则蚊可御,疏漏生凉,似胜于纱。

【白话解】

有很细的竹帘,名叫虾须帘,见于《三湘杂志》。夏季制为帐,用骨架子弯曲成弓状。竹帘分为四片,前面两片后面一片,顶部和两旁弯曲环绕成一片,用布镶边,多用纽扣连接,选取符合骨架子的纽扣扣上。前面两片竹帘中间分开的地方,入睡后也要扣密,这样就能防御蚊子,竹帘疏松透气,散发凉意,更胜于纱帐。

《辍耕录》云："宫阁制，有银鼠皮壁帐、黑貂皮暖帐。"壁帐岂寻常易办？皮暖帐世俗恒有，非必黑貂耳。但就枕如入暗室，晓夜不能辨，必于帐前开如圆月，纱补之以通光，玻璃尤为爽亮。

【白话解】

《辍耕录》记载："宫廷里面的制品，有银鼠皮的壁帐，黑貂皮的暖帐。"壁帐哪里是寻常百姓们容易置办到的？皮暖帐民间一直都有，不一定要黑貂皮的。只是睡觉时好像进入暗室，不能分辨日夜，一定要在帐前开个像圆月大的口子，用帐纱补上来透光，用玻璃的话更加清爽明亮。

【原文】

有名"纱橱"，夏月可代帐，须楼下一统三间，前与后俱有廊者，方得为之。除廊外，以中一间左右前后，依柱为界，四面绷纱作窗，窗不设棂，透漏如帐，前后廊檐下，俱另置窗，俾有掩蔽，于中驱蚊，陈几榻，日可起居，夜可休息，为销夏安适之最。

【白话解】

有种名叫"纱橱"的，夏月可以替代帐子，要楼下三间房间且互相穿通，房前房后都有走廊的，才可以做纱橱。除走廊以外，以中间那个房间分界前后左右，依凭柱子为界，四面紧蒙上纱布当作窗，窗不设窗格，像帐一样透漏。前后走廊廊檐下，都要另外设置窗户，使房有所掩蔽。在纱橱中驱赶蚊子，布置案几床榻，白天可以生活，夜晚可以休息，是最好的消暑之地。

帐有笼罩床外，床内设搁版如几，脚后横栏，搭衣帕之类，似属妥便。但帐不能作底，又褥不能压帐，仅以带缚床外。冬则暖气不固，夏则不足御蚊，武林僧房有此制。

【白话解】

帐有笼罩在床外的，床内搁置像案几样的木板，床脚后横挂木栏，可以搭衣帕之类的，似乎也妥当方便。但帐子不能有底，且床褥不能压住帐子，只用带子绑在床外，这样一来冬天不能固守暖气，夏天又不足以防止蚊虫，杭州寺庙僧房里有这种帐子。

枕

【原文】

《释名》云："枕,检[1]也,所以检项也。"侧曰颈,后曰项,太低则项垂,阳气不达,未免头目昏眩;太高则项屈,或致作酸,不能转动。酌高下尺寸,令侧卧恰与肩平,即仰卧亦觉安舒。《显道经》曰："枕高肝缩,枕下肺蹇。"以四寸为平枕。

【注释】

[1] 检:约束、限制。

【白话解】

《释名》解释:"枕,检的意思,用来约束后脖。"脖子的侧部是颈,后部是项。枕头太低项部就会下垂,阳气不能上达头部,难免会头昏目眩;枕头太高项部就会屈折,也许会导致头项酸疼,不能转动。所以要考虑枕头高矮的尺寸,让侧卧时恰与肩平,仰卧也觉得安详舒适。《显道经》说:"枕头过高会导致肝脏蜷缩,枕头过低会导致肺脏不畅。"大约四寸高是平枕。

【原文】

《唐书》:明皇为太子时,尝制长枕,与诸王共之。老年独寝,亦需长枕,则反侧不滞一处。头为阳,恶热,即冬月辗转枕上,亦不嫌冷。如枕短,卧得热气,便生烦躁。

【白话解】

《唐书》记载:唐明皇当太子的时候,曾经制作一个长枕,和诸位王爵一起享用。老年人独自睡觉,也需要长枕,那么辗转反侧不被限制在一处。头部为阳,怕热,即使冬季时在枕上辗转,也不嫌枕冷。如果枕头过短,躺卧时产生热气,就使人心生烦躁。

【原文】

囊枕之物,乃制枕之要。绿豆皮可清热,微嫌质重;茶叶可除烦,恐易成末;惟通草为佳妙,轻松和软,不蔽耳聪。《千金方》云:"半醉酒,独自宿。软枕头,暖盖足。能息心,自瞑目。"枕头软者甚多,尽善无弊,殆莫过通草。

【白话解】

装入枕头的东西,是制枕的关键。用绿豆皮可以清热,只是有点嫌它质地沉重;茶叶可以除烦,又怕容易压成碎末;只有通草上佳绝妙,轻质松软,不会妨碍耳朵的听力。《千金方》记载:"酒只饮半醉,晚上一人睡,使用软枕头,盖足令温暖,能平息心绪,自然地闭目。"软的枕头很多,十全十美的,恐怕没有比得上通草的了。

放翁有"头风便菊枕"之句,菊花香气,可清头目,但恐易生蠹虫。元马祖常[1]诗云:"半夜归心三径远,一囊秋色四屏香。"前人盖往往用之。《清异录》[2]:卢文杞枕骨高,凡枕之坚实者不用,缝青缯充以柳絮。按《本草》柳絮性凉,作枕亦宜,然生虫之弊,尤捷于菊。吴旻《扶寿方》[3]以菊花艾叶作护膝。

【注释】

[1] 马祖常:马祖常(1279—1338年),字伯庸,元代诗人。所引诗句出自他的《菊枕》。

[2]《清异录》:北宋陶谷所撰笔记小说集,记录了唐、五代时的事物名词和掌故,并考证其源流。

[3]《扶寿方》:即《扶寿精方》,明代吴旻所辑方书,选录临床各科成方验方。

【白话解】

陆游有"头痛用菊枕"的诗句。菊花的香气可以清利头目,只是担心容易生蛀虫。元代马祖常作诗:"半夜安睡梦见遥远的田园,枕囊中的菊花散发出一室清香。"前人大概经常用菊枕。《清异录》记载:卢文杞枕骨很高,凡是坚实的枕头都不用,他用青缯缝制枕头,并填入柳絮。查考《本草》谈柳絮性凉,作枕也合适,然而容易生虫的弊端,比菊花还厉害。吴旻《扶寿方》中用菊花、艾叶做护膝。

藤枕,以藤粗而编疏者,乃得凉爽;若细密止可饰观,更加以漆,既不通气,又不收汗,无当于用。藤枕中空,两头或作抽替可藏物,但勿置香花于内,以致透脑。《物类相感志》曰:"枕中置麝少许,绝恶梦。"麝能通关、镇心、安神故也,偶用则可,久则反足为累。

【白话解】

藤枕,用粗藤疏松编织而成的,才能使人凉爽。如果编织得过于细密,就只能作为装饰来观赏了,又涂上漆,就既不通气,又不能吸汗,没有实用价值。藤枕中空,枕两头有的做抽屉可以用来放物,但不要放置香花在枕内,以免香气透脑。《物类相感志》记载:"枕中放少许麝香,可以避免噩梦。"这是麝香能疏通关窍、镇定心神的缘故,偶尔使用就行,长时间用反受其害。

【原文】

侧卧耳必着枕,老年气血易滞,或患麻木,甚且作痛。办耳枕,其长广如枕,高不过寸,中开一孔,卧时加于枕,以耳纳入。耳为肾窍,枕此并杜耳鸣耳塞之患。

侧卧时耳朵一定会靠着枕头,老年人气血容易停滞,有时出现麻木,甚至疼痛。可置办耳枕,其长宽像普通枕头一样,高不超过一寸,在耳枕中开一个孔,躺下时把耳枕加到枕头上,把耳朵放在耳枕孔内。耳朵是肾脏的官窍,头枕这种耳枕还能杜绝耳鸣耳塞的祸患。

【原文】

《山居清供》[1]曰:"慈石捶末,和入囊枕,能通耳窍,益目光。"又女廉药枕,以赤心柏木,制枕如匣,纳以散风养血之剂;枕面密钻小孔,令透药气,外以稀布裹之而卧。又《升庵外集》云:"取黄杨木作枕,必阴晦夜伐之,则不裂。"按木枕坚实,夏月昼卧或可用。《箴铭汇钞》苏彦《楠榴枕铭》:"颐神靖[2]魄,须以宁眠。"恐未然也。

【注释】

[1]《山居清供》:即《山家清供》,南宋林洪所撰食疗类著作。

[2]靖:平定,安静。

【白话解】

《山家清供》记载:"把磁石捶碎,混合装入枕袋中,能通耳窍,增长视力。"另外有女廉药枕,用赤心柏木,制成木匣状的枕头,在枕内放入散风养血的药剂。枕面密密地钻些小孔,让药气能透出来,枕外用稀疏的布裹住睡觉。又《升庵外集》记载:"用黄杨木作枕头,要在黑暗的夜晚砍伐,就不会开裂。"查考木枕坚硬厚实,夏季白天睡觉或许可以用。《箴铭汇钞》记载苏彦的《楠榴枕铭》说:"安定神魄,要靠它入眠。"恐怕不见得。

瓷器作枕,不过便榻陈设之具。《格古论》[1]曰:"定窑有瓷枕,制极精巧,但枕首寒凝入骨。"东坡诗:"暂借藤床与瓦枕,莫教孤负北窗凉。"北窗凉气,已不宜受,况益之瓦枕乎! 石枕亦然。

【注释】

[1]《格古论》:即《格古要论》,明代曹昭所著文物鉴定专著。曹昭,字明仲,松江(今上海)人。

【白话解】

用瓷器作枕头,不过是便榻摆设的东西。《格古论》记载:"定窑有瓷枕,制作极其精巧,只不过枕着令头部寒凝入骨。"苏轼诗说:"暂且借用藤床和瓦枕,不要辜负北窗吹入的凉风。"北窗吹来的寒冷之气,已经不适宜老年人承受,何况加上瓦枕呢? 石枕也是同样道理。

【原文】

枕底未缉合时,囊实后不用缉合,但以钮联之。凡笔札及紧要物,可潜藏于内,取用甚便。《汉书》曰:"淮南王有枕中《鸿宝》《苑秘书》。"其制盖类是。

一枕可两用,曰折叠枕。先制狭条如枕长,厚径寸,或四或五,再以单层布总包其外,分界处以针缉其边:一缉其左之上,一缉其右之下。可左折右折,而叠之作枕,平铺即作垫,此便榻可备之物。

　　如果枕头的底面没有缝合,填满枕头后便不用将底面缝合起来,只需用纽扣连接。凡是纸笔及紧要的物品,可以收藏在枕内,取用很方便。《汉书》记载:"淮南王有藏在枕中的珍本秘籍。"大概就是这一类东西。

　　一枕可以两用,叫作折叠枕。先制作和枕一样长的狭窄布条,厚一寸,四或五个,再用单层布包裹在布条外,分界处的布边用针线缝合起来,一处在左上方缝合,一处在右下方缝合,这东西可左折右折叠起来,叠起来时当作枕,平铺时当作床垫,这是便榻可配备的东西。

【原文】

　　凡仰卧腿舒,侧卧两膝交加,有上压下之嫌。办膝枕,小于枕首者,置诸被侧,或左或右,以一膝任意枕之,最适。

【白话解】

　　仰卧时腿能舒展,而侧卧时两膝便相交叠,有上压下的弊端。可准备膝枕,比头枕小些,放在被子的旁边,或左或右,让一个膝盖随意枕着,最适合老年人了。

【原文】

　　竹编如枕,圆长而疏漏者,俗谓之"竹夫人",又曰"竹几",亦以枕膝。东坡诗:"闻道床头惟'竹几','夫人'应不解卿卿。"山谷曰:"竹夫人，盖凉寝竹器，憩臂休膝，似非夫人之职，名以'青奴'。"有诗云："我无红袖堪娱夜，只要'青奴'一味凉。"老年但宜用于三伏时，入秋则凉便侵人，易为膝患。

【白话解】

用竹子编织的枕头，圆长并且疏松透漏的，民间叫竹夫人，又叫竹几，也用来枕膝。苏轼有诗说："听说你的床头只有竹夫人，但这位夫人应该不太了解你啊。"黄庭坚说："竹夫人，是睡觉时纳凉用的竹器，让臂膀、膝盖靠着休息的，这似乎不是夫人的职务，应该给它起名叫'青奴'。"有诗言："我夜里没有红颜相伴，只要有'青奴'可纳凉就够了。"老年人只适合在三伏天时用，入秋后若用，凉气便侵袭人体，容易使人患膝病。

【原文】

有名竹夹膝者，取猫头大竹，削而光之，置诸寝，其用同于竹夫人。唐陆龟蒙[1]有诗云："截得筼筜[2]冷似龙，翠光横在暑天中。"但嫌实不漏气，着体过凉，老年无取。

【注释】

[1] 陆龟蒙：陆龟蒙（？—约881年），字鲁望，号江湖散人、甫里先生、天随子，吴郡（今江苏苏州）人。唐代文学家，著有《耒耜经》《笠泽丛书》等。所引诗句出自他的《以竹夹膝寄赠袭美》。袭美，即唐代诗人皮日休，字袭美。

[2] 筼筜（yún dāng）：一种皮薄、节长而竿高的大竹子。

　　有名叫竹夹膝的,取用猫头大竹,削光竹面,放置在寝榻卧床上,它的用途与竹夫人相同。唐代陆龟蒙有诗说:"截取筼筜做成的竹夹膝质地冰凉似龙横卧,它的翠色光彩充满了暑日。"但是嫌它密不透气,触体太凉,老年人不要用它。

席

【原文】

席之类甚多，古人坐必设席，今则以作寝具。如竹席，《尚书》谓之"笋席"，今俗每于夏月卧之。但新者耗精血，陈者不收汗。或极热时，以其着体生凉，偶一取用。两广所出藤席亦同。

【白话解】

席子的种类很多，古人坐时一定放席子，现在则用来当作卧具，像竹席，《尚书》称之为笋席。如今民间常常在夏天用它来铺床，但是新席子耗伤精血，旧席子不能吸汗。有时天气炎热，用它触体产生些凉意，偶尔取用。两广所出产的藤席也一样。

【原文】

蒲席见《周礼》，又《三礼图》曰"士，蒲席"，今俗亦常用，质颇柔软，适于羸弱之体。其尤佳者，如嘉纹席、龙须席，即蒲同类，虽不出近地，犹为易购。《显道经》曰："席柔软，其息乃长。"谓卧安则能久寐也。

蒲席见于《周礼》,另外《三礼图》记载"士,用蒲席",现在民间也常用它。蒲席质地柔软,适合体弱多病的人。其中特别好的席子,像嘉纹席、龙须席,跟蒲席是同类,虽然附近没有出产,购买也还容易。《显道经》记载"席子柔软,才能睡得久",说的是卧具安稳舒适才能久睡。

【原文】

藤竹席,老年既不宜久卧常卧,柔软者或嫌少热,衬以藤竹席,能借其凉。深秋时即柔软席,亦微觉冷;辄以布作褥衣而卧,又恐太热。布作面,蒲席作里,二者缉合,则温凉恰当。《诗》云"乃安斯寝",庶几得之。

【白话解】

藤竹席,不适合老年人久卧长卧,柔软的席子,有时又嫌它有点热,那么用藤竹席衬垫,便能借助它的凉意。深秋时,即使睡在柔软的席子上,也会觉得微微有点冷,如果这时就用布做褥罩来睡觉,又恐怕太热。用布作席面,蒲席作里子,两者连缀结合起来,则温凉刚刚好。《诗经》所说"要让睡觉安稳",这样就大概可以了。

【原文】

贵州土产,有纸席,客适[1]饷[2]予。其长广与席等,厚则十倍常纸,质虽细而颇硬。卧不能安,乃为紧卷,以杵捶熟,柔软光滑,竟同绒制,又不嫌热,秋末时需之正宜。

【注释】

[1] 适:恰好。

[2] 饷:赠送。

【白话解】

贵州当地出产纸席,有位客人刚送给我,它的长宽和席子一样,厚度是平常纸张的十倍,质地虽然细腻但很坚硬。睡卧不能安稳者,可以将纸席紧紧卷起来,用木棒捶打到熟,就柔软光滑,竟然如同绒毛做的一样,但又不会嫌它热,秋末时用它正合适。

【原文】

《周礼·地官》:"司几筵掌五席[1]。"中有熊席。注曰:兽皮为席也。今有以牛皮作席者,出口外。制皮法:拔去毛极净,香水浸出臊气,染以红色,名"香牛皮"。晋《东宫旧事》[2]有赤皮席,今盖仿而为之。皮性暖,此却着身有凉意,质亦软滑,夏月颇宜。《河东备录》云:"猪皮去毛作细条,编以为席,滑而且凉,号曰'壬癸席'。"又《晋书》:"羊茂为东郡守,以羊皮为席。"然则凡皮皆可作席,软滑必胜草织者。

【注释】

[1] 司几筵掌五席:《周礼·春官宗伯》:"司几筵掌五几、五席之名物,辨其用与其位。"

[2]《东宫旧事》:东晋张敞撰,记述晋代太子所居东宫制度事迹,久已亡佚。

【白话解】

《周礼·地官》记载:"主管宴席者掌管五种席。"其中就有熊席。注释:兽皮做席。现今有用牛皮做席子的,出口外国。制作皮席的方法:干净地拔完皮毛,用香水浸泡出皮的骚味,染成红色,名叫香牛皮。晋代《东宫旧事》中记载有赤皮席,现在的就是模仿它做的。兽皮的性质温暖,但这种香牛皮接触身体却有凉意,质地也柔软光滑,夏月时很适宜。《河东备录》记载:"把猪皮去毛切成细条,编成席子,光滑且凉爽,名叫壬癸席。"另外《晋书》记载:"羊茂当东郡太守,用羊皮当席子。"那么只要是皮都可以做席子,柔软光滑肯定超过草织的席子。

【原文】

古人席必有缘,缘者,犹言镶边也。古则缘各不同,所以饰席,今惟取耐用。缘以绸与缎,不若缘以布。

【白话解】

古人的席子一定有缘边。缘,是指镶边。古时席子的镶边各不相同,它是用来装饰席子的,现在只取镶边耐用的优点。用绸缎镶边比不上用布来镶边。

盛暑拭席,亦用滚水,方能透发汗湿;有爱凉者,汲井水拭之,阴寒之气,贻患匪小。又有以大木盆,盛井水置床下,虽凉不着体,亦非所宜。惟室中几案间,设冰盘,则凉气四散,能清热而无损于人。

【白话解】

盛暑时拭擦席子,也要用滚烫的热水,才能散发掉汗湿。有人贪凉,汲取井水搽席子,井水的阴寒之气,留给人的祸患不小。又有人用大木盆,装井水放在床底下,这样做虽然凉气不直接接触身体,也不合适。只有在卧室中的几案上,放设冰盘,让凉气四散,能清除热气又不损害人体。

席底易为蚤所伏,殊扰安眠,《物类相感志》曰:"苦楝花曝干,铺席底,驱即尽。"《千金月令》[1]曰:"大枣烧烟熏床下,能辟蚤。"其生衣襦间者为虱,《抱朴子》曰:"头虱黑,着身变白;身虱白,着头变黑。"所渐[2]然也。《酉阳杂俎》曰:"岭南人病,以虱卜,向身为吉,背身为凶。"又《草木子》[3]曰:"虱行必向北。"窃意虱喜就暗,非果向北也。银朱[4]和茶叶熏衣,可除之。

[1]《千金月令》：据载为唐代孙思邈撰，成书年代及内容不详。

[2] 渐：渐浸、熏染。

[3]《草木子》：叶子奇所撰文言笔记小说集，内容涉及天文地理、朝政得失、典故风俗等。叶子奇，字世杰，号静斋，元末明初龙泉（今属浙江）人。

[4] 银朱：硫化汞，可用作颜料和药品，有毒。

【白话解】

　　席子底下容易潜伏跳蚤，很是骚扰人安睡。《物类相感志》记载："把苦楝花晒干，铺在席底，就能驱尽跳蚤。"《千金月令》记载："用大枣烧烟熏床下，能避跳蚤。"长在衣服间的是虱子。《抱朴子》记载："头上的虱黑色，来到身体变白色；身上的虱白色，来到头部变黑色。"是被环境熏染导致的。《酉阳杂俎》记载："岭南人患病，用虱占卜，向着身子爬去为吉，背着身子爬走为凶。"又《草木子》记载："虱子行动一定向着北方。"我个人认为虱子喜欢靠近暗处，不一定向北。用银朱混合茶叶熏衣物，可驱除它们。

被

　　被宜里面俱绸,毋用锦与缎,以其柔软不及也。装丝绵者,厚薄各一,随天时之宜,或厚或薄,以其一着体盖之;外多备装絮者数条,酌寒暖加于装绵者之上。絮取其匀薄,取其以渐可加,故必多备。

【白话解】

　　被子的里子和面子都应该用绸子,不要用锦布和缎子,因为它们比不上绸子柔软。内装丝绵的被子,厚薄各准备一床,随天气冷暖情况,或厚或薄,选用其中一件丝绵被覆盖身体,此外多预备几条棉絮被,根据天气寒冷的情况加在丝绵被上。棉絮被要选取那些均匀轻薄的,这样就可以逐渐增加被子的数量,因此一定要多预备些。

　　《身章撮要》曰:"大被曰衾,单被曰裯。"老年独卧,着身盖者,被亦宜大,乃可折如封套[1]式,使暖气不散。此外酌寒暖渐加其上者,必狭尺余,两边勿折,则宽平而身之转侧舒。有以单被衬其里,牵缠非所适,只于夏初需之。亦用狭者,夹被同。

[1] 封套：装文件、书刊等用的包装外套。

【白话解】

《身章撮要》解释："大被叫衾，单被叫裯。"老年人独睡，贴身盖被，应该用大被，这样可以折叠起来像封套一样，使暖气不会透散。此外根据天气寒冷的情况逐渐增加的被子，一定只能有一尺多宽，两边不要折叠，这样就宽松平整，身体转侧会舒服。有人把单被衬在里面，两种被子牵缠不合，只在初夏时用它，也选用较窄的，夹被也是如此。

【原文】

老年畏寒，有以皮制被，皮衣宜表毛于外，皮被宜着毛于体。面用绸，薄加絮，宽大可折为妥。然较以丝绵装者，究之轻软勿及。

【白话解】

老年人怕冷，有人用皮革做被子，皮衣应当把毛面放在外面，皮被应当把毛面放在接触身体的内面。皮被的表面用绸子，薄薄地加层棉絮，宽大能够折起来的为好，然而与丝绵做的被子相比，终不及它轻薄松软。

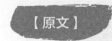【原文】

被取暖气不漏，故必阔大，使两边可折，但折则卧处不得平匀，被

内亦嫌逼窒。拟以两边缉合如筒,勿太窄,须酌就寝之便。且反侧宽舒。脚后兼缉合之,锡[1]以名曰"茧子被",谓如蚕茧之周密也。

【注释】

[1] 锡:通"赐",赏赐。

【白话解】

被子要让温暖之气不泄漏,因此一定要宽大,让两边能够折起,但是折起来的地方睡觉时就不能平整均匀,被子内又嫌室塞,考虑把被子两边缝缉起来像筒状,不要太窄,要根据睡觉便利情况决定,并且翻身要宽松舒服,被脚也一并缉缝,赐名叫茧子被,意思是像蚕茧那样周密。

【原文】

《岭南志异》曰:"邕州人选鹅腹之毳毛装被,质柔性冷,宜覆婴儿,兼辟惊痫。"愚谓如果性冷,老年亦有时宜之,特婴儿体属纯阳,利于常用。又《不自弃文》曰:"食鹅之肉,毛可遗也,峒民[1]缝之以御腊。"柳子厚[2]诗亦云:"鹅毛御腊缝山罽[3]。"然则性冷而兼能御腊,所谓暖不伤热,囊被之物,竟属尽美。

【注释】

[1] 峒民:旧时泛指我国南方地区的少数民族人民。

[2] 柳子厚:即柳宗元(773—819年),字子厚,河东(今属山西)人。唐代文学家、思想家,古文运动倡导者之一,著有《河东先生集》等。

所引诗句出自他的《柳州峒氓》。

[3] 罽(jì): 毛织品。

《岭南志异》记载:"邕州人选用鹅腹部的细毛装被,质柔性冷,适合婴儿用,同时能有助于消除惊痫。"我觉得鹅毛被如果真的性冷,老年人有时也适合用它,只是小孩属于纯阳之体,适合经常用。又《不自弃文》记载:"吃鹅肉,鹅毛可以留下。峒民缝缉鹅毛用来御寒。"柳宗元诗也说"用鹅毛缝成织物抵御腊月",那么鹅毛性质清凉又兼能御寒,正如人们所说的保暖又不会过热,作为充被的东西,可以说是最完美的了。

【原文】

江右《建昌志》:"产纸大而厚,揉软作被,细腻如茧,面里俱可用之,薄装以绵,已极温暖。"唐徐寅[1]诗:"一床明月盖归梦,数尺白云笼冷眠。"明龚诩[2]诗:"纸衾方幅六七尺,厚软轻温腻而白。霜天雪夜最相宜,不使寒侵独眠客。"可谓曲尽纸被之妙。龚诗云独眠,纸被正以独眠为宜。

【注释】

[1] 徐寅:徐寅,字昭梦,莆田(今属福建)人,唐末五代文学家,博学多才,尤擅作赋。所引诗句出自他的《纸被》。

[2] 龚诩:龚诩(1382—1469 年),字大章,昆山(今属江苏)人,明代诗人。所引诗句出自他的《咏纸被》。

江西《建昌志》记载:"当地出产的纸大并且厚,揉软做成被子,细腻得像蚕茧,被面被里都可以使用它。用丝绵薄薄地装填,已经非常温暖。"唐代徐寅作诗"(纸被)就像一床明月、数尺白云一样,覆盖笼罩着梦乡",明代龚诩作诗"纸被长宽六七尺,厚实轻软,温暖白腻,最适合霜雪天气,能使寒气无法侵袭独自入眠的人",两人可以说是唱尽了纸被的奥妙。龚诗说独自入眠,纸被正好适合于独眠。

【原文】

有摘玫瑰花囊被,去蒂晒干,先将丝瓜老存筋者,剪开捶软作片,约需数十;以线联络,花铺其上,纱制被囊之,密针行如麂[1]眼方块式,乍凉时覆体最佳。玫瑰花能养血疏肺气,得微暖,香弥甚;丝瓜性清寒,可解热毒。二物本不甚贵,寻常犹属能办。

【注释】

[1]麂(jǐ):一种类似鹿的哺乳动物,皮软,可用于制革。

【白话解】

有人摘玫瑰花装进被套里,把玫瑰花去除花蒂晒干,先将老而带筋的丝瓜剪开捶软成片,大约需要几十片,用线连起来,将花铺在这上面,用纱做的被包裹起来,密密地缝成麂眼那样的方块。天气刚凉起来时盖身体最好。玫瑰花可以养血、疏通肺气,稍微有点温暖时,香味更浓。丝瓜性清寒,可以解热毒。两样物品本来不是特别贵,普通百姓可以办置。

冬月子后霜落时,被口每觉加冷,东坡诗所谓"重衾脚冷知霜重"也。另以薄绵被兜住脚后,斜引被角,置诸枕旁。觉冷时,但伸一手牵被角而直之,即可盖暖。凡春秋天气,夜半后俱觉稍凉,以夹被置床内,趁意加体,亦所以顺天时。《诗·杕杜》篇,疏[1]云:从旦积暖,故日中之后必热;从昏积凉,故夜半之后必凉。

【注释】

[1] 疏:即注释,比"注"更详细的注解。此指唐代孔颖达《毛诗正义》。

【白话解】

冬季子时后霜落时,被口常常觉得更加寒冷,这就是苏轼诗所描写的"盖了几床被子双脚依旧冰冷,就知霜寒已经变得浓重了"啊。要另外用薄丝绵被兜住脚后跟,斜拉被角,将它放置在枕旁,觉得冷的时候,只要伸一只手拉被角而使它伸直就可以加盖温暖了。大凡春秋时节的天气,夜半后都会觉得有点冷,把夹被放于床内,根据感觉搭在身上,也是顺应天时的方法。《诗经·杕杜》篇的注释说:从早上开始热量不断累积,所以中午之后一定会热;黄昏后开始累积寒凉,所以半夜后一定会冷。

《记·王制》曰:"八十非人不暖。"《本草》曰:"老人与二七以前少阴同寝。借其熏蒸,最为有益。"少陵诗:"暖老须燕玉"是也。愚谓老年以独寝为安,或先令童女睡少顷,被暖则起,随即入寝。既借熏蒸之益,仍安独寝之常,岂非两得?倘气血衰微,终宵必资人以暖,则非如《王制》所云不可。

【白话解】

《礼记·王制》说:"八十岁没有人倚偎身体不暖。"《本草》说:"老人与十四岁以下的少女一同睡,借其体温熏蒸,最为有益。"杜甫诗说"温暖老人须有女孩"。我认为老年人要独卧才可安稳,或者先令少女先睡片刻,被暖后就起身,老人随即入床就寝,既借助了体温熏蒸的益处,又能得到平常独卧的安定,难道不是一举两得?倘若气血衰弱微细,整夜一定要借助别人来取暖,就非按照《王制》所说的不可了。

【原文】

《法藏碎金》曰:"还元功夫,全在被中行之。择少女肥白无病者,晚间食以淡粥,擦齿漱口极净,与之同被而寝。至子后令其呼气,吸而咽之,再则令其舌抵上腭,俟舌下生津,接而咽之。真还元之秘也。"愚按:此说近采补诡异之术,然《易·大过》之爻辞曰:"枯杨生稊[1]。"谓老阳得少阴以滋长也,盖有此理,姑存之。《参同契》[2]有"铅汞丹鼎"之说,惑世滋甚。或有以飞升之术问程子,答曰:"纵有之,只恐天上无着处。"

[1] 稊(tí):通"荑",植物嫩芽。

[2]《参同契》:即《周易参同契》,东汉魏伯阳著。其书系统论述道教炼丹术的原理和方法,为道教经典之一。魏伯阳,本名魏翱,字伯阳,会稽上虞(今浙江上虞)人。

【白话解】

《法藏碎金》记载:"回复、滋养元气的功夫,全都在被中进行。选身壮白净没有疾病的少女,晚上吃清淡的粥,刷牙漱口至极为干净,和她同被而眠,等到子时后叫她呼气,将她呼出的气吸入咽下;再叫她用舌头抵上腭,等到舌下出现津液,接住并将其咽下,真是还原真气的秘法呢。"我考查这种说法接近采阴补阳的诡异法术。然而《周易·大过》的爻辞记载:"枯杨长出嫩芽。"说的是老阳得少阴而滋长。大概有这个道理,暂且保留它。《周易参同契》有铅汞丹鼎的说法,迷惑世人很厉害。有人拿道教有关飞升成仙的法术询问程子,程子回答说:"就算有,恐怕天上也没有停留的地方。"

【原文】

熏笼只可熏香,若以暖被,火气太甚。当于欲寝时,先令人执炉,遍被中移动熨之,但破冷气,入寝已觉温暖如春。《西京杂记》曰:"长安有巧工作熏炉,名'被中香',外体圆,中为机环,使炉体常平,以此熏被至佳。"近亦有能仿而为之,名"香球"。《卫生经》曰:"热炉不得置头卧处。"火气入脑恐眩晕。

　　熏笼只能熏香，如果用来热被子，火气太旺。应当在想就寝时，先让人手执熏炉，在被子中移动熨烫，只要去除冷气，入寝时就觉得温暖如春了。《西京杂记》记载："长安有巧匠制作熏炉，名叫'被中香'，外部是圆的，中间是环形机关，使炉子总是保持水平位置，用这来熏被最好。"近代也有能够仿此法而制作的，名叫香球。《卫生经》说："热炉不得放在头卧的地方。"火气入脑，恐怕令人眩晕。

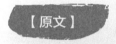

【原文】

　　有制大锡罐，热水注满，紧覆其口，彻夜纳诸被中，可以代炉，俗呼"汤婆子"。然终有湿气透漏，及于被褥，则必及于体，暂用较胜于炉。黄山谷名以"脚婆"。明吴宽[1]诗："穷冬相伴胜房空。"《博古图》："汉有温壶，为注汤温手足之器。"与汤婆子同类。

【注释】

　　[1] 吴宽：吴宽（1435—1504 年），字原博，号匏庵、玉亭主，直隶长洲（今江苏苏州）人。明代书法家、官员。所引诗句出自他的《咏汤姬》。

【白话解】

　　有人制作大锡罐，用热水注满，旋紧其口，整夜将它放于被中，可以替代炉火，俗称汤婆子。然而终究有湿气透漏，波及被褥，那么一定会影响身体，短期使用比炉火好些。黄庭坚称之为"脚婆"。明代吴宽的诗写道："严冬用它相伴胜于房中空空。"《博古图》记载："汉代有温壶，是灌热水温暖手足的器物。"跟汤婆子同类。

夏月大热时,裸体而卧,本无需被;夜半后汗收凉生,必备葛布单被覆之。葛布廓索,不全着体,而仍可遮护,使勿少受凉,晨起倍觉精神爽健。

【白话解】

夏季很热的时候,赤裸身体而卧,本来不需要被子,半夜后汗停生凉,一定要准备葛布单被盖在身体上。葛布宽松,不盖满全身,但仍然可以遮护,使人不会受凉,早晨起身倍觉精神爽健。

褥

稳卧必得厚褥,老人骨瘦体弱,尤须褥厚,必宜多备,渐冷渐加。每年以其一另易新絮,紧着身铺之,倍觉松软。挨次递易,则每年皆新絮褥着身矣。骆驼绒装褥,暖胜于常,但不易购。北地苦寒,有铺褥厚至盈尺者,须实木板床卧之,则软而能平,故往往以卧砖炕为适。

【白话解】

安稳的睡眠一定要有厚实的褥子,老年人骨瘦体弱,尤其需要厚褥子,一定应该多准备些,随天气变冷逐渐增加。每年将其中的一张絮换成新的,贴身铺着,感到特别松软。按照次序相递更换,那么每年都是新絮褥子贴身了。用骆驼绒装填的褥子,比平常的褥子温暖,但是不容易买到。北方寒冷,有铺褥子厚达一尺的,要睡在实木板床上,才可以柔软并且平整,因此往往睡在砖炕上比较合适。

【原文】

司马温公[1]曰:"刘恕自洛阳归,无寒具,以貂褥假之。"凡皮皆可制褥,羊士谔[2]《皮褥》诗云:"青毡持与藉,重锦裁为饰。"谓以毡衬其底，以锦缘其边也，卧时以毛着身，方与絮褥异。有用藏毹毺作褥面，或西绒单铺褥面；被须俱用狭者，不然，褥弗着体，虽暖不觉。

【注释】

[1] 司马温公：即司马光（1019—1086 年），字君实，卒赠追封太师、温国公，谥文正。夏县（今属山西）人，居涑水乡，世称涑水先生。北宋史学家、思想家，主持编纂了《资治通鉴》。

[2] 羊士谔：羊士谔（约 762—约 822 年），字谏卿，洛阳（今属河南）人。唐代官员、诗人。所引诗句出自他的《斋中有兽皮茵偶成咏》。

【白话解】

司马光说："刘恕从洛阳归家，没有能用来御寒的东西，就借貂皮褥给他。"所有皮革都能制褥子。羊士谔《皮褥》诗说："拿青色毛毡作衬垫，裁剪多层锦布做成装饰。"说的是用毛毡衬褥子的底面，用锦布镶边。睡时把毛面贴身，才与棉絮褥子不同。有人用藏族羊毛织品毹毺作褥面，有人把西绒单层铺在褥面之上，被子一定都用狭窄的，不然褥子不贴身，即使温暖也感觉不到。

【原文】

芦花一名"蓬蕽"，可代絮作褥。《本草》曰"性寒"，以其禀清肃之气多也。质轻扬，囊入褥，即平实称体。老年人于夏秋初卧之，颇能取益。亦有用以囊被者，元吴景奎[1]《咏芦花被》云："雁声仿佛潇湘夜，起坐俄惊月一床。"但囊被易于散乱，若蒙以丝绵，又虑其热，惟极薄装之，极密行之。

【注释】

[1] 吴景奎: 吴景奎（1292—1355 年），字文可，兰溪（今属浙江人），元代诗人，著有《药房樵唱》。所引诗句出自他的《芦花褥》。

【白话解】

芦花又叫蓬蕽，可以用来代替棉絮制作褥子。《本草》说它性寒，因为它含有秋天清肃的气息较多。它的质地轻盈，装入褥子，就平整踏实而且贴身。老年人在夏秋初时睡在上面，很有好处。也有用它来填装被子的，元代吴景奎《咏芦花被》说："雁鸣声声，仿佛潇湘的夜晚，醒来时突然发觉芦花褥好似满床明月。"只是用它来填装被子容易散乱，如果蒙上丝绵，又担心它会热，只有极薄地装一些，极细密地缝好。

【原文】

阳光益人，且能发松诸物。褥久卧则实，隔两三宿，即就向阳处晒之，毋厌其频。被亦然，不特绵絮加松，终宵觉有余暖，受益确有明验。黄梅时，卧席尤宜频晒。《异苑》[1]云："五月勿晒荐[2]席。"此不足据。范石湖[3]诗云："候晴先晒席。"惟长夏为忌，恐暑气伏于内，侵人不及觉。

【注释】

[1]《异苑》: 南朝宋刘敬叔所撰志怪小说集。

[2] 荐: 草席，垫子。

[3] 范石湖: 即范成大（1126—1193 年），字致能，一字幼元，号此山居士、石湖居士。吴县（今江苏苏州）人。著有《石湖集》等。

阳光对人有益,并且能让物体松软,褥子睡久了会变得硬实,隔两三天,就应在向阳处晾晒,不要厌烦其烦琐。被子也应这样,不仅增加丝绵、棉絮的松软度,终夜都能感觉有太阳的余温,身体受益确实明显有效。梅雨季节,卧席特别应当时常晾晒。《异苑》记载:"五月勿晒垫席。"恐怕不值得作为依据。范成大诗说:"待到晴天先晒卧席。"只是长夏时要避免,因为怕暑气伏藏在席内,侵袭人体而不被察觉。

【原文】

羸弱之躯,盛夏不能去褥而卧。或用麻皮捶熟,截作寸断,葛布为褥里面,以此实之。虽质松适体,其性微温,非受益之物。有刮竹皮曝干装褥,则凉血除热,胜于麻皮。又《本草》云:"凡骨节痛,及疮疡,不能着席卧者,用麸装褥卧之。"麸,麦皮也,性冷质软,并止汗,较之竹皮,受益均而备办易。且类而推之,用以囊枕,亦无不可。

【白话解】

羸弱的躯体,在盛夏不能撤褥而睡。有的人捶熟麻皮,截成一寸左右,用葛布做褥里和褥面,把麻皮填进去,虽然松软适体,但是它的性微温,不是对人有益的东西。有人刮竹皮曝干装入褥中,就可以凉血除热,胜过麻皮。再有《本草》记载:"凡骨节痛,以及长疮疡,不能着席而卧的,用麸装褥卧之。"麸,就是麦皮,性冷质软,且能止汗,跟竹皮相比,获益相同而且置办更加容易。而且按此类推,用它填装枕头,也没什么不可以。

四川《邛州志》："其地产棕甚伙[1]，居民编以为荐。"《释名》曰："荐，所以自荐藉也。"无里面，无缘饰，蒲苇皆可制，棕荐尤松软而不烦热，夏月用之，不嫌任意加厚，以支瘦骨。曹植《九咏》曰："茵荐兮兰席。"荐亦古所用者。

《交广物产录》："高州出纸褥，其厚寸许，以杵捶软，竟同囊絮。"老年于夏秋时卧之，可无烦热之弊。亦有以葛布数十层制褥者。

【注释】

[1] 伙：多。

【白话解】

四川《邛州志》记载："当地盛产棕树，居民编织为荐。"《释名》解释：荐，是用来自然垫物的。它不分里、面，没有边缘装饰，用蒲叶、芦苇都能制作，棕制的荐尤其松软且不会嫌热，夏天使用它，不妨任意加厚，来垫瘦弱筋骨。曹植《九咏》说："香草荐，兰草席。"可见荐也是古人常用的物品。

《交广物产录》记载："高州出产纸褥，厚度一寸左右，用棒槌敲打软，最后竟然和用棉絮填充的褥子一样。"老年人夏秋时躺在上面，没有烦热的烦恼。也有人用几十层葛布制作成褥的。

褥底铺毡，可借收湿，卧时热气下注，必有微湿，得毡以收之。有用油布单铺褥底，晨起揭褥，单上湿气，可证油布不能收湿也。《南华经》曰："民湿寝则腰疾偏死[1]。"此非湿寝，然每夜如是，受湿亦甚，必致疾。

【注释】

[1] 偏死：偏枯，半身不遂。

【白话解】

褥底铺垫毡子，可借助它来吸收湿气，人们睡觉时热气向下排，一定会有稍微的潮湿，有毡就可以吸收湿气。有人用油布单垫在褥子底下，早晨起床后揭开被子，单上有湿气，证明油布不能吸收湿气。《庄子》说："人们在湿处睡觉就会患腰疾痹证，半身不遂。"这虽然不是湿处入寝，可是每夜如此，受湿也很厉害，肯定会患病。

便器

老年夜少寐,不免频起小便,便壶实为至要。制以瓷与锡,俱嫌取携颇重,惟铜可极薄为之,但质轻又易倾覆。式须边直底平,规圆而匾,即能平稳。

大便用圊[1]桶,坐略久,即觉腰腿俱酸,坐低而无依倚故也。须将环椅于椅面开一孔,孔大小如桶,铺以絮垫。亦有孔如椅面,桶即承其下,坐既安然,并杜秽气。

【注释】

[1] 圊(qīng):厕所。

【白话解】

老年人晚上睡眠少,免不了多次起身小便,便壶实在是很重要的。用瓷和锡制成的便壶,都嫌取用携带很笨重,只有铜制的非常轻薄,但重量轻又容易打翻。其样式要底座边直且平整,壶身浑圆扁平,才能平稳。

大便用马桶,稍微坐久一点,便觉得腰腿俱酸,是因为坐得低没有地方依靠的原因。需要将环椅在椅面开一个孔,孔的大小与桶差不多,铺上絮垫。也可使孔像椅面那样,桶就承接在它下方,坐上去既安稳,又堵住了臭气。

《山居清供》曰："截大竹整节，以制便壶。半边微削，令平作底，底加以漆，更截小竹作口，提手亦用竹片黏连。又有择葫芦扁瓢，中灌桐油浸透，制同于竹。"此俱质轻而具朴野之意，似亦可取。再大便用环椅如前式，下密镶板，另构斗室，着壁安置，壁后凿穴，作抽替承之，此非老年所必办。

【白话解】

《山家清供》记载："截一段整节的大竹，用来制作便壶，半边略为削平作为底部，底部再加以油漆，再截一段小竹作口，提手也用竹片粘连。又有选择葫芦扁瓢，在中间灌桐油浸透的，制法与用竹制作相同。"这些都是质地轻便并且朴素有乡野气息的，应该也可取。还有大便用像前式的环椅，在椅下紧密地镶上木板。另外修建一间小房，贴着墙壁安置，墙壁后开凿洞穴，制作抽屉来承接大便，这并不是老年人一定要置办的。

【原文】

《葆元录》曰："饱则立小便，饥则坐小便；饱欲其通利，饥欲其收摄也。"愚谓小便惟取通利，坐以收摄之，亦非确论。至于冬夜，宜即于被中侧卧小便，既无起坐之劳，亦免冒寒之虑。

《葆元录》记载:"饱就站着小便,饥就坐着小便。饱了要气血通利,饥要时收摄元气。"我认为小便时只适合通利,用坐的方式来收摄,这说法不对。到了冬天夜里,可以就在被中侧卧小便,既免去了起坐的劳苦,又消除了感受风寒的忧虑。

【原文】

膀胱为肾之府,有下口,无上口,以气渗入而化,入气不化,则水归大肠,为泄泻。东坡《养身杂记》云:"要长生,小便清;要长活,小便洁。"又《南华经》曰:"道在屎溺[1]。"屎溺讵有道乎? 良以二便皆由化而出,其为难化、易化、迟化、速化,在可知不可知之间。所谓脏府不能言,故调摄之道,正以此验得失。

【注释】

[1] 溺(niào):同"尿"。

【白话解】

膀胱是肾的所在。有向下的出口,没有向上的出口,凭借精气渗透进入而化成尿,气入如果不能化,那么水湿将归于大肠,成为泄泻。苏轼《养身杂记》介绍:"如果想长寿,小便要清澈;如果要活久,小便要洁净。"另外《庄子》说:"养生之道在屎尿中。"屎尿中也有大道吗? 这是因为二便都由气化而排出,到底是难化、易化、迟化、速化,难以预知。正所谓脏腑不能说话,因此养生的大道,正是通过屎尿来检验脏腑功能得失。

《卫生经》曰："欲实脾,必疏膀胱。"愚谓利水固可实脾,然亦有水利而脾不实者,惟脾实则水无不利,其道维何? 不过曰"节食少饮",不饮尤妙。

欲溺即溺,不可忍,亦不可努力。愈努力则愈数而少,肾气窒塞,或致癃闭[1]。孙思邈曰："忍小便,膝冷成痹[2]。"

【注释】

[1]癃闭:小便不通畅的疾病。

[2]痹:风、寒、湿等邪气侵袭人体,引起肢体疼痛或麻木的病证。

【白话解】

《卫生经》说："要实脾止泄,一定要疏通膀胱利尿。"我认为利水固然可以实脾,然而也有水通利了可是脾胃不实的情况,但如果脾胃功能充实则水液一定会通利,其中的道理是什么? 不过是"节制饮食少喝水"。能不喝更好。

想要小便时就要小便,不能忍,也不要使劲。越使劲就越频繁,尿就越少,肾气阻塞,会造成癃闭。孙思邈认为:"强忍小便,会膝冷形成痹证。"

【原文】

《元关真谛》曰："每卧时,舌抵腭,目视顶,提缩谷道[1],即咽津一口,行数次然后卧,可愈频溺。"按此亦导引一法,偶因频溺行之则可,若每卧时如是,反致涩滞。《内经》曰:"通调水道。"言通必言调者,通而不调,与涩滞等。

【注释】

[1] 谷道:直肠和肛门。

【白话解】

《元关真谛》说:"每次睡觉时,用舌抵上腭,眼睛向上看,提缩谷道,每做一次就咽一口津液,做几次然后睡觉,可治疗尿频。"查考这也是导引的一种方法,偶尔因尿频这样做还可以,如果每次入睡时都这样做,反而会导致小便不畅。《黄帝内经》说"通调水道",说到通一定要谈到调,疏通而不调节,与阻滞不通是一样的。

【原文】

或问通调之道如何? 愚谓食少化速,则清浊易分,一也;薄滋味,无黏腻,则渗泄不滞,二也;食久然后饮,胃空虚则水不归脾,气达膀胱,三也;且饮必待渴,乘微燥以清化源,则水以济火,下输倍捷,四也。所谓通调之道,如是而已。如是犹不通调,则为病,然病能如是通调,亦以渐可愈。

【白话解】

有人问通调肠胃的方法是怎么样的? 我认为吃得少、消化快,那么精华与糟粕就容易分离,这是一;饮食清淡,不吃油腻,那么渗汗、排泄不会阻滞，这是二；吃东西一段时间后才饮水，胃中空虚水就不会积聚归于脾脏，可以通过气化而达膀胱，这是三；而且饮水一定要等到口渴时，借助微微的干燥来肃清气化的源头，那么用水救火，水液下输倍加快捷，这是四。所谓通调的方法，就是这样而已。这样做仍然不能够畅通条达，就说明得病了，然而得病时能像这样通调，也可以逐渐康复。

【原文】

《悟真录》曰："开眼而溺。"眼中黑睛属肾，开眼所以散肾火。又曰："紧咬齿而溺。"齿乃肾之骨，宣泄时俾其收敛，可以固齿。《诗·鲁颂》曰："黄发儿齿。"谓齿落复生也，此则天禀使然。养生家有固齿之法，无生齿之方，故齿最宜惜，凡坚硬物亦必慎。

【白话解】

《悟真录》说："睁开眼睛尿尿。"眼中的黑睛属肾，睁开眼睛可以散发肾火。又说："咬紧牙齿尿尿。"齿是肾的骨骼，宣泄时使其收敛，可以坚固牙齿。《诗经·鲁颂》说"黄发儿齿"，说的是牙齿掉了又长出来，这是天赋如此。养生家虽然有固齿的方法，但没有重新长牙的方法，所以牙齿最应该珍惜，吃坚硬的东西一定要谨慎。

肾气弱则真火渐衰,便溏溺少,皆由于此。《菽园杂记》[1]曰:"回回教门[2]调养法,惟暖外肾[3],夏不着单裤,夜则手握肾丸而卧。"愚谓手心通心窍,握肾丸以卧,有既济之功焉。尝畜猴,见其卧必口含外肾。《本草》谓猴能引气,故寿。手握肾丸,亦引气之意。又有以川椒和绵裹肾丸,可治冷气入肾。

【注释】

[1]《菽园杂记》:陆容所撰明代史料笔记。陆容(1436—约1495年),字文量,号式斋,太仓(今属江苏)人,明代官员。

[2]回回教门:伊斯兰教。

[3]外肾:睾丸。

【白话解】

肾气虚弱,人的真火就会逐渐衰弱,大便稀溏、小便减少都是由于这个原因。《菽园杂记》记载:"伊斯兰教的调养方法,只是温暖睾丸,夏天不穿单裤,夜晚用手握护睾丸睡觉。"我认为手心连通心窍,手握睾丸睡觉,有水火相济的功效。我曾经养过猴子,看见它睡卧时一定用口含着睾丸,《本草》介绍猴能够调引气机,因此长寿。手握睾丸,也有疏引气机的意思。又有用川椒和丝绵混合包裹住睾丸的,可以治疗冷气侵入睾丸。

小便太清而频,则多寒;太赤而短,则多热;赤而浊,着地少顷,色如米泔者,则热甚矣;大便溏泄,其色或淡白,或深黄,亦寒热之辨;黑如膏者,则脾败矣,是当随时体察。

【白话解】

小便颜色太清且次数频繁,就多寒;太红而且短,就多热;色红且浑浊,留在地上不一会儿,颜色像米泔的,就是热得很厉害了。大便溏泄,它的颜色有的淡白,有的深黄,也是辨别寒热的方法。黑得像膏的,便是脾受损破败了,这应当随时观察。

【原文】

每大便后,进食少许,所以济其气乏也。如饱后即大便,进汤饮以和其气,或就榻暂眠,气定即起。按《养生汇论》,有擦摩脐腹及诸穴者,若无故频行之,气内动而不循常道,反足致疾,予目见屡矣,概不录。

【白话解】

每次大便后,吃点东西,这是用来补充气力不足的。如果食饱后立即大便,就喝汤饮水来调和气机,或者上榻暂时休息,气息安定就起身。查考《养身汇论》中有摩擦腹脐部以及相关穴位的做法,如果无缘无故就时常按摩,气息内动而不依循常法,反而会得病。我亲眼看见这样的情况多了,这些方法一概不提。

【原文】

《六砚斋三笔》[1]曰:"养生须禁大便泄气,值腹中发动,用意坚忍,十日半月,不容走泄,久之气亦定。此气乃谷神所生,与真气为联属,留之则真气得其协助而日壮。"愚谓频泄诚耗气,强忍则大肠火郁。孙思邈曰:"忍大便,成气痔[2]。"况忍愈久,便愈难,便时必至努力,反足伤气。总之养生之道,惟贵自然,不可纤毫着意,知此思过半矣!《黄庭经》[3]曰:"物有自然事不烦,垂拱无为心自安。"《道德经》曰:"地法天,天法道,道法自然。"

【注释】

[1]《六砚斋三笔》:或为《六研斋笔记》,明代李日华著,内容主要为书画鉴赏,略论诗词、玄学、方药等杂事。

[2]气痔:病名,多因寒温湿邪侵袭,或饮食不节、情志过极所致,主要症状为大便下血,肛门肿凸良久乃收。

[3]《黄庭经》:上清派经典之一,论述道教存神养气的修炼方法。

【白话解】

《六砚斋三笔》说:"要养生必须禁止大便泄气,遇到腹中作响,用心坚忍十天半月,不容其走泄,时间久了气也安定下来。这种气是谷神所生,与真气相联系,留下它就能使真气得到协助而日日健壮。"我认为多次排泄确实损耗真气，但强忍大便又会使大肠火热积郁。孙思邈说："强忍大便，容易得气痔。"况且忍的时间越长，大便就越难，大便时必然要用力，反而足以伤气。总之，养生之道，只是贵在自然，不能有一点一滴的刻意，了解了这点也就差不多了。《黄庭经》说："万物有自然的道理不要烦劳，安静无为内心自然安定。"《道德经》说："地法天，天法道，道法自然。"

【原文】

予著是书，于客岁[1]病余，以此为消遣。时气怯体羸，加意作调养法，有出诸臆见者，有本诸前人者，有得诸听闻者，酌而录之，即循而行之。讫今秋，精力始渐可支。大抵病后欲冀复元，少年以日计，中年以月计，至老年则以岁计。汲汲[2]求其效，无妙术也。兹书四卷，以次就竣，因以身自体验者，随笔录记。另有《粥谱》，又属冬初续著，附于末为第五卷。

【注释】

[1]客岁：去年。

[2]汲汲：形容心情急切，努力追求。

【白话解】

我写作这部书，是在去年患病之余，把它作为消遣。当时自己气虚体弱，特别留意调养身体的方法，有出于自己观点的，有根据前人经验的，还有的是听来的，斟酌后记录下来，就依照这些方法去做。到了今年秋天，精力开始慢慢回复。大概病后想要恢复健康，其时间在少年时以日来计算,中年时以月来计算,到老年就以年来计算了。想迫切地有效果,没什么好方法。这部书共四卷,按照顺序完成,由于是自己体验有效的,随笔记下来。另外有一卷《粥谱》,又在冬初续著,附在本书末尾作为第五卷。

中医药健康养

生文化源远流长，古代养生名家与名著众多，是非常珍贵的文化遗产，有待研究与挖掘。本丛书精选古代中医养生的经典名著与名篇，从普及的角度进行白话译解，为大众提供了一套以古代经典为依托的通俗性养生读本，促普通读者能好地认识中华民族的健康理念与养生智慧。

本丛书选择了从秦汉到明清时期在养生学术方面极具代表性的经典养生名著与名篇，通览本丛书，对中医药健康养生文化可以有较系统全面的了解。

本书的译解，注意吸收学术界对相关著作的研究成果，力求准确理解与通俗表达，体现学术性与普及性的统一。

卷五

粥谱说

粥能益人，老年尤宜，前卷屡及之，皆不过略举其概，未获明析其方。考之轩岐家[1]与养生家书，煮粥之方甚伙，惟是方不一例，本有轻清重浊之殊，载于书者，未免散见而杂出。窃意粥乃日用常供，借诸方以为调养，专取适口。或偶资治疾，入口违宜，似又未可尽废。不经汇录而分别之，查检既嫌少便，亦老年调治之阙书也，爰撰为《谱》。先择米，次择水，次火候，次食候。不论调养治疾功力深浅之不同，第取气味轻清、香美适口者为上品；少逊者为中品；重浊者为下品，准以成数，共录百种，削其入口违宜之已甚者而已。

【注释】

[1] 轩岐家：指医家。轩，黄帝轩辕氏；岐，岐伯。

【白话解】

粥对人有益，尤其对老年人，前四卷多次提到，皆不过是大概谈及，没有详细的配方。考证医家和养生家的著作，煮粥的方法很多，只是各种方法不一，原来就有味道轻清或重浊的不同，记载在各种书籍中的，又免不了散乱混杂。我认为粥是日用常品，借助各种粥方来调养，应该只用口味适合的。偶尔用来帮助治病，入口味道可能不适，这好像也不能全部不要。如果没有经过汇总、分类，查阅起来既不方便，而且对老年人调养来说也缺少专书，于是写作《粥谱》。依次先是谈米的选择，其次谈水的选择,再次谈火候,接着谈食候。不是按照调养治病功效深浅不同分类,只是取气味轻清、香美适口的为上品;稍微差些的为中品;口味重浊的为下品,凑成一个整数,共录载一百种,删除了那些很不适合入口的粥方。

【原文】

方本前人,乃已试之良法,注明出自何书,以为征信。更详兼治,方有定而治无定,治法亦可变通。内有窃据鄙意参入数方,则惟务有益而兼适于口,聊备老年之调治。若夫推而广之,凡食品药品中,堪加入粥者尚多,酌宜而用,胡不可自我作古耶!更有待夫后之明此理者。

【白话解】

这些粥方源于前人,是已经经过试验的良法,注明出自哪本书,作为证据。又详细说明治疗情况,不过粥方是固定的,主治并不固定,治法也可以变通。书里也有根据我个人观念加进去的几个方,只选择对身体有益同时又口感合适的,聊供备用作为老年人的调治食谱。如果推广开来,则食品药品中,可以加进去的还有很多,根据情况而用,怎么不可以自创先例呢! 这就更有待于以后通晓此理的人来践行了。

择米第一

　　米用粳，以香稻为最，晚稻性软，亦可取，早稻次之，陈廪米则欠腻滑矣。秋谷新凿者，香气足；脱谷久，渐有故气。须以谷悬通风处，随时凿用。或用炒白米，或用焦锅笆，腻滑不足，香燥之气，能去湿开胃。《本草纲目》云："粳米、籼米、粟米、粱米粥，利小便、止烦渴、养脾胃；糯米、秫米、黍米粥，益气，治虚寒泻痢吐逆。"至若所载各方，有米以为之主，峻厉者可缓其力，和平者能倍其功，此粥之所以妙而神与！

【白话解】

　　煮粥的米选用粳米，用香稻米最好，晚稻米性软，也可取用，早稻米差一些，陈仓米就不那么腻滑了。刚刚舂出的秋谷，香气足；脱谷的时间长，渐渐有陈旧气，所以必须把谷悬挂在通风的地方，随时舂用。有时用炒白米，有时用焦锅巴，这两种材料腻滑不足，但其香燥之气，能去湿开胃。《本草纲目》说："粳米、籼米、粟米、粱米粥，可以通利小便、消除烦渴、滋养脾胃；糯米、秫米、黍米粥，可以益气，治虚寒、泻痢、吐逆。"至于所载的各方，有米作为主要食材，对药力峻厉的可以缓和，对药力和平的能增加其功效，这就是粥品奇妙而神效的地方啊！

择水第二

水类不一,取煮失宜,能使粥味俱变。初春值雨,此水乃春阳生发之气,最为有益。梅雨湿热熏蒸,人感其气则病,物感其气则霉,不可用之明验也。夏秋淫雨为潦,水郁深而发骤,昌黎诗:"洪潦无根源,朝灌夕已除。"或谓利热不助湿气,窃恐未然。腊雪水甘寒解毒,疗时疫;春雪水生虫易败,不堪用。此外长流水四时俱宜,山泉随地异性,池沼止水有毒。井水清冽,平旦第一汲,为井华水,天一真气浮于水面也,以之煮粥,不假他物,其色天然微绿,味添香美,亦颇异凡。缸贮水,以朱砂块沉缸底,能解百毒,并令人寿。

【白话解】

水的种类不一,选取不合适的水来煮粥,会使粥味改变。初春遇到下雨,这种雨水具有春天阳气生发的作用,煮粥最有益。梅雨时湿热熏蒸,人们感受其气就患病,物品感受其气就发霉,这是不能用来煮粥的明证。夏秋两季过度的雨水积聚为潦水,水郁积深而流淌急骤,正如韩愈诗:"洪水积聚没有根源,早上灌满傍晚已消除。"有人说这种水能清利热气又不助长湿气,我个人认为不是这样。腊月的雪水甘寒解毒,能治疗流行病;春天的雪水容易生虫腐败,不能用。此外一直流动的水四季都合适,山泉随地区不同而性能不同,池沼的静水有毒。井水清凉,清晨汲的第一桶水,叫井华水,与天合而为一的真气浮在水面,用这种水煮粥,不需凭借其他东西,煮出的粥颜色天然微绿,味道特别香美,相当与众不同。用水缸贮存的水,把朱砂块沉在缸底,能解除百毒,并令人长寿。

火候第三

煮粥以成糜为度,火候未到,气味不足,火候太过,气味遂减。火以桑柴为妙,《抱朴子》曰:"一切药不得桑煎不服。"桑乃箕星之精,能除风助药力。栎炭火性紧,粥须煮不停沸,则紧火亦得。煮时先煮水,以杓扬之数十次,候沸数十次,然后下米,使性动荡,则输运捷。煮必瓷罐,勿用铜锡。有以瓷瓶入灶内,砻糠[1]稻草煨之,火候必致失度,无取。

【注释】

[1] 砻(lóng)糠:磨碾稻谷所去除的外壳。

【白话解】

煮粥以煮到烂的程度为好,火候不到,粥味不足,火候太过,粥味就减少。煮粥的火用桑柴烧的为好,《抱朴子》说:"所有药物没有用桑柴煮过的话,就不要服用。"桑木是东方箕星的精华,能消除风邪增长药力。栎木炭火性急,煮粥要不停地沸腾,那么急火也行。煮粥时先煮水,用勺子扬起来几十次,等到沸腾几十次,然后下米,使水性动荡,那么输运营养就快捷。煮粥必须用瓷罐,不要用铜罐、锡罐。有人把瓷瓶放到炉灶内,用砻糠稻草煨熟,这样必然使火候不合适,不要这样做。

食候第四

老年有竟日食粥，不计顿，饥即食，亦能体强健，享大寿，此又在常格外。就调养而论，粥宜空心食，或作晚餐亦可，但勿再食他物，加于食粥后。食勿过饱，虽无虑停滞，少觉胀，胃即受伤。食宁过热，即致微汗，亦足通利血脉。食时勿以他物侑食，恐不能专收其益，不获已，但使咸味沾唇，少解其淡可也。

【白话解】

老年人有的整天食粥，不计次数，饿了就吃，这样也能身体强健，享受高寿，这又在日常法则之外。就调养身体而言，粥应该空腹食，有时当作晚餐也行，只是喝粥之后不要再吃其他东西了。喝粥不要过饱，虽然不担心停滞不消化，但稍有感觉腹胀，就说明胃受伤了。喝粥宁可喝热粥，即使出些细汗，也能通利血脉。喝粥的时候不要用其他食品佐食，这样做恐怕不能专一吸收粥的益处，实在做不到，就只让咸味沾唇，稍微缓解口淡就行了。

上品三十六

莲肉粥（《圣惠方》）[1]：补中强志。按兼养神、益脾、固精，除百疾。去皮心，用鲜者煮粥更佳。干者如经火焙，肉即僵，煮不能烂。或磨粉加入，湘莲胜建莲，皮薄而肉实。

【注释】

[1]《圣惠方》：即《太平圣惠方》，北宋翰林医官院王怀隐等人奉诏编撰的官修方书。

【白话解】

莲肉粥（出自《圣惠方》）：功效补益中焦脾胃，补肾增强意志。查考莲肉还能养神、益脾、固精，祛除百病。去掉莲皮莲心，用新鲜的莲肉煮粥更好。干的莲肉如果经过火焙就会变硬，不能煮烂，或者磨成粉末加入。湘莲比建莲好，表皮薄而肉紧实。

【原文】

藕粥（慈山参入）：治热渴，止泄，开胃消食，散留血，久服令人心欢。磨粉调食，味极淡，切片煮粥，甘而且香。凡物制法异，能移其气味，类如此。

藕粥（慈山居士提供）：功效可治疗发热口渴，止泄泻，开胃助消化，散瘀血，久服令人心情舒畅。磨成粉末，调和入粥里食用，味道极淡，切片煮粥，则甘甜且香。各种物品如加工方法不同，会改变其原本气味，就像这样。

【原文】

荷鼻粥（慈山参入）：荷鼻即叶蒂，生发元气，助脾胃，止渴，止痢，固精，连茎叶用亦可。色青形仰，其中空，得震卦之象。《珍珠囊》[1]：煎汤烧饭，和药，治脾。以之煮粥，香清佳绝。

【注释】

[1]《珍珠囊》：张元素所撰本草著作。张元素，字洁古，易州（今属河北）人，金代著名医家。

【白话解】

荷鼻粥（慈山居士提供）：荷鼻就是荷叶蒂，具有生发元气、助益脾胃的作用，能止口渴、止泻痢、固精，连着茎叶一起用也可以。它颜色为青色，形态仰着向上，中间空虚，有震卦的意象。《珍珠囊》记载：用它煎汤烧饭，可以调和药物，治脾胃病。用它煮粥，香味清爽，极其可口。

芡实粥(《汤液本草》)[1]:益精强志,聪耳明目。按兼治湿痹,腰脊膝痛,小便不禁,遗精白浊[2]。有粳、糯二种,性同,入粥俱须烂煮,鲜者佳。扬雄《方言》曰:"南楚谓之'鸡头'。"

【注释】

[1]《汤液本草》:王好古所撰本草著作。王好古,字进之,号海藏,赵州(今属河北)人,金元间医家。

[2]白浊:以小便浑浊色白为主要症状的疾病。

【白话解】

芡实粥(出自《汤液本草》):功效益精强志,聪耳明目。查考芡实同时能治疗湿痹、腰脊膝痛、小便不禁、遗精白浊。芡实有粳、糯两种,性味相同,加入粥中都要煮烂,新鲜的好。扬雄《方言》介绍:"南楚称之为鸡头。"

【原文】

薏苡粥(《广济方》):治久风湿痹。又《三福丹书》:"补脾益胃。"按兼治筋急拘挛,理脚气,消水肿。张师正《倦游录》云:"辛稼轩患疝,用薏珠东壁土炒服,即愈。"乃上品养心药。

薏苡粥(出自《广济方》):功效治风湿痹症日久。又《三福丹书》记载:"补脾益胃。"查考该物同时可缓解筋急拘挛,治疗脚气,消除水肿。张师正《倦游录》记载:"辛弃疾得了疝气病,用薏仁、东壁土炒服,立即痊愈。"这是上品养心药。

【原文】

扁豆粥(《延年秘旨》):和中补五脏。按兼消暑、除湿、解毒,久服发不白。荚有青、紫二色,皮有黑、白、赤、斑四色:白者温,黑者冷,赤、斑者平。入粥去皮,用干者佳,鲜者味少淡。

【白话解】

扁豆粥(出自《延年秘旨》):功效调和中焦脾胃,补益五脏。查考该物兼有消暑、除湿、解毒功效,久服令头发乌黑。豆荚有青、紫两种颜色,豆皮有黑、白、赤、斑四色:白色的性温,黑色的性冷,赤色、斑色的性平。去皮煮粥,用干品好,新鲜的味稍淡。

【原文】

御米粥(《开宝本草》)[1]:治丹石发动,不下饮食,和竹沥入粥。按即罂粟子,《花谱》名"丽春花"。兼行风气,逐邪热,治反胃[2]、痰滞、泻痢,润燥固精。水研滤浆入粥,极香滑。

　　[1]《开宝本草》: 北宋开宝年间刘翰、马志等人编纂的官修本草。

　　[2] 反胃: 饮食后良久复出或隔宿吐出的疾病。

【白话解】

　　御米粥(出自《开宝本草》): 功效可治丹砂毒性发作, 吃不下东西, 混合竹沥一起煮粥。查考该物就是罂粟子,《花谱》叫丽春花。兼有疏散风气、驱逐邪热的作用, 治反胃、痰滞、泻痢, 润燥固精。用水磨成浆入粥, 极为香滑。

【原文】

　　姜粥(《本草纲目》): 温中, 辟恶气。又《手集方》:"捣汁煮粥, 治反胃。"按兼散风寒, 通神明, 取效甚多。《朱子语录》有"秋姜夭人天年"之语, 治疾勿泥。《春秋运斗枢》曰:"璇星散而为姜。"

【白话解】

　　姜粥(出自《本草纲目》): 功效温暖中焦脾胃, 驱除邪气。另外《手集方》记载:"生姜捣汁煮粥, 治疗反胃。"查考该物同时散风寒, 通神明, 效果很显著。《朱子语录》有"秋天的生姜损害人体寿命"的话, 用来治病不要拘泥于这种说法。《春秋运斗枢》记载:"璇星散落化为生姜。"

香稻叶粥(慈山参入):按各方书,俱烧灰淋汁用,惟《摘元妙方》:糯稻叶煎,露一宿,治白浊。《纲目》谓气味辛热,恐未然。以之煮粥,味薄而香清,薄能利水[1],香能开胃。

【注释】

[1]利水:利尿,使湿邪从小便而出。

【白话解】

香稻叶粥(慈山居士提供):查考各方书,都是烧灰淋汁使用,只有《摘元妙方》记载用糯稻叶煎水露天放一晚上,用来治白浊。《本草纲目》记载香稻叶气味辛热,恐怕不是这样。用它煮粥,味道淡薄而香气清淡,味薄则能通利小便,清香则能开胃。

【原文】

丝瓜叶粥(慈山参入):丝瓜性清寒,除热利肠,凉血解毒。叶性相类。瓜长而细,名"马鞭瓜",其叶不堪用;瓜短而肥,名"丁香瓜",其叶煮粥香美。拭去毛,或姜汁洗。

【白话解】

丝瓜叶粥(慈山居士提供):丝瓜性寒凉,可以清热滑肠,凉血解毒,瓜叶性味相似。那种长而细的瓜,叫马鞭瓜,它的叶子不能用;短而肥的瓜,叫丁香瓜,用它的叶煮粥,香甜美味。擦去叶上的细毛,或用姜汁清洗。

【原文】

桑芽粥(《山居清供》):止渴明目。按兼利五脏,通关节,治劳热,止汗。《字说》云:"桑为东方神木。"煮粥用初生细芽,苞含未吐者,气香而味甘。《吴地志》:"焙干代茶,生津清肝火。"

【白话解】

桑芽粥(出自《山家清供》):功效止渴明目。查考该物兼有通利五脏、疏通关节的功效,可以治劳累发热,止汗。《字说》记载:"桑树是东方的神木。"煮粥用初生的细芽,最好是含苞未吐露的,气味香而味道甜。《吴地志》记载:"用桑芽焙干泡茶饮,可生津止渴和清泻肝火。"

【原文】

胡桃粥(《海上方》):治阳虚腰痛,石淋[1]五痔[2]。按兼润肌肤,黑须发,利小便,止寒嗽,温肺润肠。去皮研膏,水搅滤汁,米熟后加入。多煮生油气,或加杜仲、茴香,治腰痛。

[1]石淋:淋证之一,多因湿热内蕴,煎熬水液中的杂质成为砂石所致,主要症状为小便涩痛、尿出砂石。

[2]五痔:肛门痔的五种类型,即牡痔、牝痔、脉痔、肠痔、血痔。

【白话解】

胡桃粥(出自《海上方》):功效治阳虚腰痛、石淋、五痔。查考该物同时能够滋润肌肤,使得须发变黑,通利小便,止寒性咳嗽,温暖肺脏,润肠通便。将其去皮,研磨成膏,加水搅拌,过滤汁液,等米熟后加入。煮得过久容易生油气,或可加入杜仲、茴香,可治疗腰痛。

【原文】

杏仁粥(《食医心镜》)[1]:治五痔下血。按兼治风热咳嗽,润燥。出关西者名"巴旦",味甘尤美。去皮尖,水研滤汁,煮粥微加冰糖。《野人闲话》云:"每日晨起,以七枚嚼,益老人。"

【注释】

[1]《食医心镜》:唐代昝殷所撰食疗方书,已佚。昝殷,成都(今属四川)人,唐代医家,尤擅妇产科。

【白话解】

杏仁粥(出自《食医心镜》):功效治各种痔疮出血。查考该物同时治风热咳嗽,润燥。出产于关西的叫巴旦,味甜,特别好吃。去除外皮和核尖,用水磨后滤汁,煮粥时略加冰糖。《野人闲话》记载:"每日晨起,嚼食七枚杏仁,有益于老人。"

胡麻粥(《锦囊秘录》):养肺,耐饥,耐渴。按胡麻即芝麻,《广雅》名"藤宏"。坚筋骨,明耳目,止心惊,治百病。乌色者名"巨胜",仙经所重。栗色者香却过之。炒研加水,滤汁入粥。

【白话解】

胡麻粥(出自《锦囊秘录》):功效养肺、耐饥、耐渴。查考胡麻就是芝麻,《广雅》名"藤宏"。能坚实筋骨,聪耳明目,止心惊,治百病。黑色的叫巨胜,养生家的著作很重视它。栗色的香气更浓。炒后研磨成粉,加水滤汁,加入粥中。

【原文】

松仁粥(《纲目》方):润心肺,调大肠。按兼治骨节风[1],散水气寒气,肥五脏,温肠胃。取洁白者,研膏入粥。色微黄,即有油气,不堪用。《列仙传》[2]云:"偓佺好食松实,体毛数寸。"

【注释】

[1]骨节风:病症名,患者肢体关节疼痛,游走不定。

[2]《列仙传》:旧题西汉刘向撰,或为伪托。主要记述了上古至秦汉间的神仙事迹。

松仁粥（出自《本草纲目》附方）：功效滋润心肺，通调大肠。查考该物兼可治骨节风，散水气、寒气，充实五脏，温暖肠胃。取洁白的松仁，磨膏入粥。色微黄的就有油气了，不能用。《列仙传》记载："偓佺喜欢吃松仁，体毛长数寸。"

【原文】

菊苗粥（《天宝单方》）：清头目。按兼除胸中烦热，去风眩，安肠胃。《花谱》曰："茎紫，其叶味甘者可食。"苦者名"苦薏"，不可用。苗乃发生之气聚于上，故尤以清头目有效。

【白话解】

菊苗粥（出自《天宝单方》）：功效清利头目。查考该物兼可消除胸中烦热，去除风眩，调和肠胃。《花谱》说："菊苗的茎为紫色，其叶味甜的可以吃。"苦的叫苦薏，不能用。苗是生发之气汇聚于植物上部所形成的，所以对清利头目更加有效。

【原文】

菊花粥（慈山参入）：养肝血，悦颜色，清风眩，除热解渴，明目。其种以百计，《花谱》曰："野生单瓣，色白开小花者良，黄者次之。"点茶亦佳，煮粥去蒂，晒干磨粉和入。

菊花粥（慈山居士提供）：功效滋养肝血，养颜，治头眩，除内热，解口渴，明目。其种类很多，有几百种，《花谱》说："野生的单瓣花，白颜色开小花的最好，黄色的次之。"用来煮茶也很好，煮粥时要去掉花蒂，晒干磨粉调和加入粥内。

【原文】

梅花粥（《采珍集》）：绿萼花瓣，雪水煮粥，解热毒。按兼治诸疮毒。梅花凌寒而绽，将春而芳，得造物生气之先；香带辣性，非纯寒。粥熟加入，略沸。《埤雅》曰："梅入北方变杏。"

【白话解】

梅花粥（出自《采珍集》）：取梅花的绿萼和花瓣，加入雪水煮粥，功效清热解毒。查考该物同时可治疗各种疮毒。梅花在寒冷时绽放，将近春天的更芳香，最先得到天地的生生之气；花香中带有辛辣之性，并非纯寒。粥煮熟后加入，让其略微沸腾一下即可。《埤雅》说："梅到北方就变成杏。"

【原文】

佛手柑粥（《宦游日札》）：闽人以佛手柑作菹，并煮粥，香清开胃。按其皮辛，其肉甘而微苦；甘可和中，辛可顺气，治心胃痛宜之，陈者尤良。入粥用鲜者，勿久煮。

佛手柑粥(出自《宦游日札》):福建人用佛手柑制成腌菜,并用来煮粥,清香开胃。查考其皮味辛,其肉甘而微苦;甘味可和中,辛味可顺气,适合治心胃痛,放置时间久的更好。入粥用新鲜的,不要煮久。

【原文】

百合粥(《纲目》方):润肺调中。按兼治热咳、脚气。嵇含《草木状》云:"花白叶阔为百合,花红叶尖为卷丹,卷丹不入药。"窃意花叶虽异,形相类而味不相远,性非迥别。

【白话解】

百合粥(出自《本草纲目》附方):功效润肺调中。查考该物同时治热咳、脚气。嵇含《南方草木状》记载:"花白叶阔的是百合,花红叶尖的是卷丹,卷丹不入药。"我个人认为两种花叶虽然不同,但形状相似,味道差别不大,性味不是完全不同。

【原文】

砂仁粥(《十便良方》):治呕吐,腹中虚痛。按兼治上气咳逆、胀痞,醒脾、通滞气,散寒饮,温肾肝。炒去翳,研末点入粥,其性润燥。韩懋《医通》曰:"肾恶燥,以辛润之。"

砂仁粥（出自《十便良方》）：功效治呕吐、腹中虚寒疼痛。查考该物兼能治咳嗽气逆、胀痞，功用醒脾、通滞气，散寒饮，温肾肝。炒后去除外皮，研成粉末加入粥中，有润燥的功能。韩懋《医通》说："肾厌恶干燥，用辛味可润。"

【原文】

五加芽粥（《家宝方》）：明目止渴。按《本草》："五加根皮效颇多。"又云："其叶作蔬，去皮肤风湿，嫩芽焙干代茶，清咽喉，作粥色碧香清，效同。"《巴蜀异物志》，名"文章草"。

【白话解】

五加芽粥（出自《家宝方》）：功效明目止渴。查考《本草》："五加根皮功效相当多。"又提及"五加的叶当成蔬菜吃，可去除皮肤风湿。嫩芽焙干代茶饮，可清利咽喉。做成粥，颜色碧绿，气味清香，有同样的功效"。《巴蜀异物志》称之为文章草。

【原文】

枸杞叶粥（《传信方》）：治五劳七伤，豉汁和米煮。按兼治上焦客热[1]、周痹风湿，明目安神。味甘气凉，与根皮及子，性少别。《笔谈》云："陕西极边生者，大合抱，摘叶代茶。"

[1] 客热：外来热邪。

【白话解】

枸杞叶粥（出自《传信方》）：功效治五劳七伤，用豉汁和米煮。查考该物同时治上焦客热，周痹风湿，明目安神。味甘气凉，与枸杞的根皮及子，药性稍有不同。《笔谈》记载："陕西边远地区出产的，大可合抱，摘其叶子可代茶饮。"

【原文】

枇杷叶粥（《枕中记》）：疗热嗽，以蜜水涂炙，煮粥，去叶食。按兼降气止渴，清暑毒。凡用择经霜老叶，拭去毛，甘草汤洗净，或用姜汁炙黄。肺病可代茶饮。

【白话解】

枇杷叶粥（出自《枕中记》）：功效治疗热性咳嗽，用蜜水涂抹炙炒过，煮粥，去除叶后食用。查考该物同时能降气止渴，清暑毒。使用时要选择经霜的老叶，擦去毛，用甘草汤洗净，或用姜汁炙黄。肺病患者可代茶饮。

茗粥(《保生集要》)：化痰消食，浓煎入粥。按兼治疟痢，加姜。《茶经》[1]曰："名有五：一茶，二槚[2]，三蔎[3]，四茗，五荈[4]。"《茶谱》曰："早采为茶，晚采为茗。"《丹铅录》：茶即古"荼"字，《诗》"谁谓荼苦"是也。

【注释】

[1]《茶经》：唐代陆羽著，我国现存最早的茶学专著，系统总结了唐代中期以前茶叶的发展历史、性味功用、炮制技术、饮用方法等。

[2]槚(jiǎ)：指茶树。

[3]蔎(shè)：一种香草，也是茶的别称。

[4]荈(chuǎn)：茶的老叶，即粗茶。

【白话解】

茗粥(出自《保生集要》)：功效化痰消食，浓煎后加入粥中。查考该物加入生姜后还可治疟痢。《茶经》记载："茶有五个名称：一为茶，二为槚，三为蔎，四为茗，五为荈。"《茶谱》记载："早采的为茶，晚采的为茗。"《丹铅录》记载：茶就是古"荼"字，《诗经》的"谁谓荼苦"就是说它。

苏叶粥(慈山参入)：按《纲目》："用以煮饭，行气解肌，入粥功同。"按此乃发表散风寒之品，亦能消痰、和血止痛。背面皆紫者佳。《日华子本草》谓能补中益气，窃恐未然。

苏叶粥（慈山居士提供）：查考《本草纲目》记载："用来煮饭，行气解表，用来煮粥功效相同。"查考苏叶是发表散风寒的药物，又能消痰、活血止痛。正反面都是紫色的好。《日华子本草》介绍其能补中益气，我个人认为恐怕不是这样。

【原文】

苏子粥（《简便方》）：治上气咳逆。又《济生方》[1]："加麻子仁，顺气顺肠。"按兼消痰润肺。《药性本草》曰："长食苏子粥，令人肥白身香。"《丹房镜源》曰："苏子油能柔五金八石。"

【注释】

[1]《济生方》：南宋严用和所撰方书。其书分类辑录内、外、妇科方论，共十卷。严用和，字子礼，庐山（今属江西）人。

【白话解】

苏子粥（出自《简便方》）：功效治上气咳逆。另据《济生方》记载："配合麻子仁，可以顺气通便。"查考该物还可消痰润肺。《药性本草》介绍："经常吃苏子粥，能令人肥泽、白润、身有香气。"《丹房镜源》记载："苏子油能缓和金石药物的烈性。"

藿香粥(《医余录》):散暑气,辟恶气。按兼治脾胃吐逆,霍乱心腹痛,开胃进食。《交广杂志》谓藿香木本。《金楼子》言:"五香共是一木,叶为藿香。"入粥用南方草本,鲜者佳。

【白话解】

藿香粥(出自《医余录》):功效散发暑气、祛除秽浊之气。查考该物还可治脾胃不适引起的呕吐,霍乱引起的心腹痛,可以开胃进食。《交广杂志》认为藿香是木本。《金楼子》说:"五种香都是同一种树木的产物,叶子叫藿香。"入粥用南方的草本那种,用新鲜的最好。

【原文】

薄荷粥(《医余录》):通关格[1],利咽喉,令人口香。按兼止痰嗽,治头痛脑风,发汗,消食,下气,去舌胎。《纲目》云:煎汤煮饭,能去热,煮粥尤妥。扬雄《甘泉赋》作茇葀[2]。

【注释】

[1] 关格:小便不通与食入即吐并见的病症。

[2] 茇葀(bá kuò):薄荷的别称。

　　薄荷粥（出自《医余录》）：功效通关格、利咽喉，让人口气清香。查考该物还可止痰饮咳嗽，治头痛脑风，发汗，消食，下气，去厚腻舌苔。《本草纲目》记载用它煎汤煮饭，能清热，用来煮粥更好。扬雄《甘泉赋》写作"茇葀"。

【原文】

　　松叶粥（《圣惠方》）：细切煮汁作粥，轻身益气。按兼治风湿疮，安五脏，生毛发，守中耐饥。或捣汁澄粉曝干，点入粥。《字说》云："松柏为百木之长，松犹公也，柏犹伯也。"

【白话解】

　　松叶粥（出自《圣惠方》）：切细煮汁作粥，能轻身益气。查考该物还可治风湿疮，调和五脏，助长毛发，健脾耐饥。或用来捣汁，沉淀晒干制成粉，用时加入粥。《字说》说："松柏是各种树木中的长者，松犹如公，柏犹如伯。"

【原文】

　　柏叶粥（《遵生八笺》）：神仙服饵。按兼治呕血、便血，下痢烦满。用侧柏叶，随四时方向采之，捣汁澄粉入粥。《本草衍义》[1]云："柏木西指，得金之正气，阴木而有贞德者。"

【注释】

[1]《本草衍义》：宋代寇宗奭撰。著者以《嘉佑补注本草》及《本草图经》为参照，考证诸说，援引辨证，于政和六年（1116年）撰成此书。

【白话解】

柏叶粥（出自《遵生八笺》）：养生修炼的人用来服食。查考该物还可治呕血、便血，下痢烦满。用侧柏叶，根据四季向不同方向采集，捣汁沉淀取粉入粥。《本草衍义》记载："柏木向西指的枝叶，得金行的正气，是阴性而有美好德行的树。"

【原文】

花椒粥（《食疗本草》）[1]：治口疮。又《千金翼》：治下痢腰腹冷，加炒面煮粥。按兼温中暖肾，除湿，止腹痛。用开口者，闭口有毒。《巴蜀异物志》："出四川清溪县者良。香气亦别。"

【注释】

[1]《食疗本草》：唐代孟诜所撰食疗专著，已散佚，佚文在《证类本草》《医心方》中有所保存。

【白话解】

花椒粥（出自《食疗本草》）：功效治口疮。另外《千金翼方》记载可治下痢、腰腹冷，加入炒面煮粥。查考该物同时能温中暖肾，除湿，止腹痛。用开口的，闭口的有毒。《巴蜀异物志》介绍："产出于四川清溪县的好，香气也不同。"

栗粥(《纲目》方)：补肾气，益腰脚，同米煮。按兼开胃、活血。润沙收之，入夏如新。梵书名"笃迦"，其扁者曰"栗楔"，活血尤良。《经验方》："每早细嚼风干栗，猪肾粥助之，补肾效。"

【白话解】

栗粥(出自《本草纲目》附方)：栗子功效补肾气，益腰脚，加米一同煮。查考该物同时能开胃、活血。用湿润的沙子收藏，入夏后依然像新的一样。梵书名笃迦，其中扁的叫栗楔，活血更好。《经验方》记载："每天早上细细咀嚼风干的栗子，加上猪肾粥的助益，有补肾的功效。"

【原文】

绿豆粥(《普济方》)[1]：治消渴饮水。又《纲目》方：解热毒。按兼利小便，厚肠胃，清暑下气。皮寒肉平，用须连皮，先煮汁，去豆下米煮。《夷坚志》云："解附子毒。"

【注释】

[1]《普济方》：明代朱橚、滕硕等编撰，为我国古代最大的一部方剂学专著。

绿豆粥（出自《普济方》）：功效治消渴症多饮水者。又据《本草纲目》附方记载可以解热毒。查考绿豆还可利小便，厚肠胃，清暑下气。它的皮寒性，肉平性，应用时须要连皮先煮汁，滤去豆后加米煮粥。《夷坚志》记载："解附子毒性。"

【原文】

鹿尾粥（慈山参入）：鹿尾，关东风干者佳，去脂膜，中有凝血，如嫩肝，为食物珍品。碎切煮粥，清而不腻，香有别韵。大补虚损，盖阳气聚于角，阴血会于尾。

【白话解】

鹿尾粥（慈山居士提供）：鹿尾，产自关东风干后入药者最好，除去脂膜，中间有凝血，好像嫩肝，是食物珍品。切碎煮粥，清爽而不腻，香气别有韵味。可以大补虚损，因为鹿的阳气聚集于角，阴血会集于尾部。

【原文】

燕窝粥（《医学述》）：养肺化痰止嗽，补而不滞，煮粥淡食有效。按《本草》不载，《泉南杂记》采入，亦不能确辨是何物。色白治肺，质清化痰，味淡利水，此其明验。

【白话解】

燕窝粥（出自《医学述》）：功效养肺、化痰、止嗽，补而不滞，煮粥清淡进食有效。查考《本草》书以前没有记载，《泉南杂记》开始收录，也没有明确说清是什么东西。色白可以治肺，质地清爽可以化痰，味道清淡可以利水，这是它有上述功效的明显验证。

中品二十七

【原文】

山药粥(《经验方》):"治久泄,糯米水浸一宿,山药炒熟,加沙糖、胡椒煮。"按兼补肾精,固肠胃。其子生叶间,大如铃,入粥更佳。《杜兰香传》云:"食之辟雾露。"

【白话解】

山药粥(出自《经验方》):功效治久泄,用糯米水浸泡一夜后,将山药炒熟,加砂糖、胡椒一起煮。查考该物还可补肾精,固肠胃。山药的果实生长于叶间,大小似铃铛,用来煮粥更好。《杜兰香传》说:"食后可以消除雾露湿气。"

【原文】

白茯苓粥(《直指方》)[1]:治心虚、梦泄、白浊。又《纲目》方:"主清上实下。"又《采珍集》:"治欲睡不得睡。"按《史记·龟策传》名"伏灵",谓松之神灵所伏也。兼安神、渗湿、益脾。

[1]《直指方》: 即《仁斋直指方》, 南宋杨士瀛撰, 主述内科杂病证治, 为方论紧密结合的综合性医书。杨士瀛, 字登父, 号仁斋, 三山(今属福建)人。

【白话解】

白茯苓粥(出自《直指方》): 功效治心气虚、睡梦遗精、白浊。又据《本草纲目》附方记载:"可以清上焦、补下焦。"又据《采珍集》记载:"可以治想睡却睡不着。"查考在《史记·龟策传》中, 白茯苓的名字叫伏灵, 意思是松树的神灵所伏之处。该物还有安神、渗湿、益脾的功效。

【原文】

赤小豆粥(《日用举要》): 消水肿。又《纲目》方:"利小便, 治脚气, 辟邪厉。"按兼治消渴, 止泻痢、腹胀、吐逆。《服食经》云:"冬至日食赤小豆粥, 可厌[1]疫鬼。"即辟邪厉之意。

【注释】

[1]厌: 通"压", 镇服或驱避灾祸。

【白话解】

赤小豆粥(出自《日用举要》): 功效可消水肿。又据《本草纲目》附方载, 可以利小便, 治脚气, 辟邪厉。查考该物还可治消渴, 止泻痢, 治疗腹胀、吐逆。《服食经》记载:"冬至日食赤小豆粥, 可降伏疫鬼。"就是上面所说"辟邪厉"的意思。

蚕豆粥(《山居清供》):快胃和脾。按兼利脏府,《本经》不载,万表《积善堂方》:"有误吞针,蚕豆同韭菜食,针自大便出。"利脏府可验。煮粥宜带露采嫩者,去皮用,皮味涩。

蚕豆粥(出自《山家清供》):功效可以健胃调脾。查考该物还可通利脏腑。《神农本草经》上没有记载,万表所著《积善堂方》说:"如果有人误吞针,可用蚕豆和韭菜一起吃,针会从大便排出。"蚕豆通利脏腑的功效据此可以验证。煮粥最好采用带着露水而柔嫩的蚕豆,去掉外皮应用,因为外皮味道很涩。

天花粉粥(《千金月令》):治消渴[1]。按即栝楼根。《炮炙论》[2]曰:"圆者为'栝',长者为'楼',根则一也。"水磨澄粉入粥,除烦热,补虚安中,疗热狂时疾,润肺、降火、止嗽,宜虚热人。

[1] 消渴:以多饮、多食、多尿为主要症状的疾病,分上消、中消、下消三种。

[2]《炮炙论》：即《雷公炮炙论》，南朝宋雷敩著，是我国最早的中药炮制学专著。

【白话解】

天花粉粥（出自《千金月令》）：功效治消渴。查考该物即栝楼的根。《炮炙论》说："圆的是栝，长的是楼，但根是一样的。"加水磨成粉，沉淀取粉加入粥中，可以消除烦热，补虚安脾胃，治疗高热发狂的流行病，润肺、降火、止嗽，适合虚热体质的人。

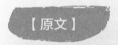

【原文】

面粥（《外台秘要》）[1]：治寒痢、白泻。麦面炒黄，同米煮。按兼强气力，补不足，助五脏。《纲目》曰："北面性平，食之不渴；南面性热，食之发渴。"随地气而异也。梵书名"迦师错"。

【注释】

[1]《外台秘要》：唐代王焘所辑录的综合性医书，汇集了初唐及唐以前的医学著作。

【白话解】

面粥（出自《外台秘要》）：功效治寒痢、色白不带血的泄泻。将麦磨成面炒黄，同米煮粥。查考该物还可增强气力，补不足，助五脏。《本草纲目》记载："北方的面性平，吃了不会口渴；南方的面性热，吃了会口渴。"面的性味随生长地的气候而有所不同。在佛经中名为"迦师错"。

腐浆粥（慈山参入）：腐浆即未点成腐者，诸豆可制，用白豆居多。润肺、消胀满，下大肠浊气，利小便，暑月入人汗有毒。北方呼为"甜浆粥"，解煤毒，清晨有肩挑鬻[1]于市。

【注释】

[1]鬻（yù）：卖。

【白话解】

腐浆粥（慈山居士提供）：腐浆就是还未点成豆腐的浆汁，各种豆都能制，用白豆居多。功效润肺、消胀满，下大肠浊气，利小便，夏天如果有人汗滴入则有毒。北方称为甜浆粥，可以解煤毒，清晨有人挑到市场卖。

【原文】

龙眼肉粥（慈山参入）：开胃悦脾，养心益智，通神明，安五脏，其效甚大。《本草衍义》曰："此专为果，未见入药。"非矣。《名医别录》[1]云："治邪气，除蛊毒，久服强魂轻身不老。"

【注释】

[1]《名医别录》：本草著作。秦汉医家在补充《神农本草经》所载药物性味、功效、主治等内容的基础上，又增补三百六十五种药物而成。

龙眼肉粥（慈山居士提供）：功效开胃健脾，养心益智，通神明，安五脏，效果很强大。《本草衍义》说："龙眼只作为水果吃，没见过入药。"这种说法不对。《名医别录》说："可以治邪气，除蛊毒，久服可以强壮精神，使身体轻健不易衰老。"

【原文】

大枣粥（慈山参入）：按道家方药，枣为佳饵，皮利肉补。去皮用，养脾气，平胃气，润肺止嗽，补五脏，和百药。枣类不一，青州黑大枣良，南枣味薄微酸，勿用。

【白话解】

大枣粥（慈山居士提供）：查考在道家方药中，枣是上好的服饵品，皮可利水，肉可补益。去除外皮应用，可以养脾气，平胃气，润肺止咳，补益五脏，调和百药。枣的种类不一，青州产的又黑又大的枣好，南方的枣味淡微酸，不要使用。

【原文】

蔗浆粥（《采珍集》）：治咳嗽虚热，口干舌燥。按兼助脾气，利大小肠，除烦热，解酒毒。有青、紫二种，青者胜。榨为浆，加入粥。如经火沸，失其本性，与糖霜何异？

　　蔗浆粥（出自《采珍集》）：功效治咳嗽虚热，口干舌燥。查考该物还可补助脾气，通利大小便，除烦热，解酒毒。有青色、紫色两种，青色的更好。榨成浆，加入粥中。如果用火煮沸，就会失去其本性，那样跟糖霜有什么不同呢？

【原文】

　　柿饼粥（《食疗本草》）：治秋痢。又《圣济方》："治鼻窒不通。"按兼健脾涩肠，止血止嗽，疗痔。日干为白柿，火干为乌柿，宜用白者。干柿去皮纳瓮中，待生白霜，以霜入粥尤佳。

【白话解】

　　柿饼粥（出自《食疗本草》）：功效可治秋季痢疾。又据《圣济方》记载："治鼻塞不通。"查考该物还可健脾涩肠，止血止嗽，治疗痔疮。晒干的叫白柿，烘干的叫乌柿，应该用白柿。干柿去除皮，装进瓮中，等到生出白霜，用白霜加入粥中更好。

【原文】

　　枳椇粥（慈山参入）：按俗名"鸡距子"，形卷曲如珊瑚，味甘如枣。《古今注》名"树蜜"。除烦清热，尤解酒毒，醉后次早空腹食此粥颇宜。老枝嫩叶，煎汁倍甜，亦解烦渴。

枳椇粥（慈山居士提供）：查考该物俗名鸡距子，形状卷曲像珊瑚一样，味道甘甜如枣。《古今注》中称为树蜜。功效除烦清热，尤其解酒，酒醉后第二天早晨空腹食此粥很合适。此树的老枝嫩叶，煎汁特别清甜，也可以解烦渴。

【原文】

枸杞子粥（《纲目》方）：补精血，益肾气。按兼解渴除风，明目安神。谚云："去家千里，勿食枸杞。"谓能强盛阳气也。《本草衍义》曰："子微寒，今人多用为补肾药。"未考经意。

【白话解】

枸杞子粥（出自《本草纲目》附方）：功效补精血，益肾气。查考该物还可解渴除风，明目安神。谚语说："离家千里，不要食枸杞。"是说它能使阳气强盛。《本草衍义》说："枸杞子微寒，现在的人多用作补肾药。"这种说法没有考证经文原意。

【原文】

木耳粥（《鬼遗方》）[1]：治痔。按桑、槐、楮、榆、柳，为五木耳，《神农本草经》云："益气不饥，轻身强志。"但诸木皆生耳，良毒亦随木性。煮粥食，兼治肠红，煮必极烂，味淡而滑。

【注释】

[1]《鬼遗方》: 即《刘涓子鬼遗方》，南北朝时期龚庆宣整理，我国现存较早的外科专著，据说为晋末刘涓子得异人传授。

【白话解】

木耳粥（出自《鬼遗方》）: 功效治疗痔疮。考查有寄生于桑树、槐树、楮树、榆树、柳树的五种木耳，《神农本草经》说: "可以益气不饥，轻身强志。"其实各种树都长木耳，作用或好或坏，依随所寄生树木的性味。用木耳煮粥吃，还可以治肠道出血，要煮得极烂，味道很清淡润滑。

【原文】

小麦粥（《食医心镜》）: 治消渴。按兼利小便，养肝气，养心气，止汗。《本草拾遗》曰: "麦凉曲温，麸冷面热，备四时之气。"用以治热，勿令皮拆，拆则性热，须先煮汁，去麦加米。

【白话解】

小麦粥（出自《食医心镜》）: 功效治消渴。查考该物还可利小便，养肝气，养心气，止汗。《本草拾遗》记载: "麦性凉，曲性温，麸性冷，面性热，兼备四季的特性。"用来治热症的话，不要让麦皮裂开，裂开就性热。要先煮汁，去掉麦子再加米煮粥。

菱粥（《纲目》方）：益肠胃，解内热。按《食疗本草》曰："菱不治病，小有补益。"种不一类，有野菱生陂塘中，壳硬而小，曝干煮粥，香气较胜。《左传》"屈到嗜芰"，即此物。

【白话解】

菱粥（出自《本草纲目》附方）：功效益肠胃，解内热。查考《食疗本草》记载："菱不能治病，稍微有点补益作用。"种类不一，有生于池塘中的野菱，壳硬而小，晒干煮粥，香气较突出。《左传》载"屈到喜欢吃芰"，说的就是这种东西。

淡竹叶粥（慈山参入）：按春生苗细茎绿，叶似竹，花碧色，瓣如蝶翅。除烦热，利小便，清心。《纲目》曰："淡竹叶煎汤煮饭，食之能辟暑。"煮饭曷若煮粥尤妥。

【白话解】

淡竹叶粥（慈山居士提供）：查考该物春天生长，苗细茎绿，叶子形状像竹，花色碧绿，花瓣像蝴蝶翅膀。功效除烦热，利小便，清心。《本草纲目》记载："淡竹叶煎汤煮饭，吃了能消暑。"煮饭哪里比得上煮粥更好呢。

贝母粥(《资生录》):化痰、止嗽、止血,研入粥。按兼治喉痹、目眩,及开郁,独颗者有毒。《诗》云:"言采其虻。""虻"本作"莔^[1]"。《尔雅》:"莔,贝母也。"《诗》本不得志而作,故曰"采虻",为治郁也。

【注释】

[1] 莔(méng):即贝母别称。

【白话解】

贝母粥(出自《资生录》):功效化痰、止嗽、止血,研末加入粥中。查考该物还可治疗喉痹、目眩,以及开解郁结,独颗生的有毒。《诗经》说"言采其虻","虻"原本写作"莔"。《尔雅》解释:"莔,就是贝母。"《诗经》本是不得志的人创作的,所以说"采虻",正是为了治疗郁结。

竹叶粥(《奉亲养老书》)^[1]:治内热、目赤、头痛,加石膏同煮,再加沙糖。此即仲景"竹叶石膏汤"之意。按兼疗时邪发热。或单用竹叶煮粥,亦能解渴除烦。

【注释】

[1]《奉亲养老书》:宋代陈直所撰老年养生著作。其书系统总结了老年防病养生理论与方法,并载有许多老年食疗方。

【白话解】

竹叶粥(出自《奉亲养老书》):功效治内热、目赤、头痛,加石膏一起煮,再加入砂糖。这正是张仲景"竹叶石膏汤"的组方含意。查考该物还可治疗流行病发热,有人单用竹叶煮粥,也能解渴除烦。

【原文】

竹沥粥(《食疗本草》):治热风。又《寿世青编》[1]:"治痰火。"按兼治口疮、目痛、消渴。及痰在经络四肢,非此不达,粥熟后加入。《本草补遗》曰:"竹沥清痰,非助姜汁不能行。"

【注释】

[1]《寿世青编》:清代尤乘所撰养生专著。其书广泛辑录前代养生经验,包括饮食起居、气功导引、四时调摄等内容,并录入食治方百余首。

【白话解】

竹沥粥(出自《食疗本草》):功效治发热动风。另外《寿世青编》记载可治痰火。查考该物还可治口疮、目痛、消渴,如痰在经络四肢,没有此物就不能通达。粥熟后再加入。《本草补遗》记载:"竹沥除痰,一定要借助姜汁才能行。"

牛乳粥（《千金翼》）：白石英、黑豆饲牛，取乳作粥，令人肥健。按兼健脾、除疸黄。《本草拾遗》云："水牛胜黄牛。"又芝麻磨酱，炒面煎茶，加盐和入乳，北方谓之"面茶"，益老人。

【白话解】

牛乳粥（出自《千金翼方》）：用白石英、黑豆养牛，取牛乳煮粥，令人身体健壮。查考该物还可健脾、消除黄疸。《本草拾遗》记载："水牛的比黄牛的好。"另外把芝麻磨成酱，炒面煎茶，加盐和牛奶，北方叫作"面茶"，对老人身体有益。

【原文】

鹿肉粥（慈山参入）：关东有风干鹿肉条，酒微煮，研切作粥，极香美。补中、益气力，强五脏。《寿世青编》曰："鹿肉不补，反痿人阳。"按《别录》指茸能痿阳，盖因阳气上升之故。

【白话解】

鹿肉粥（慈山居士提供）：关东地区有风干鹿肉条，用酒稍微煮一下，研切作粥，味道极其香美。功效补中、益气力，强壮五脏。《寿世青编》记载："鹿肉不能补益，反而使人阳痿。"考查《别录》，是指鹿茸能使人阳痿，大概是服用鹿茸令人阳气上升的缘故。

【原文】

淡菜粥(《行厨记要》):"止泄泻,补肾。"按兼治劳伤,精血衰少,吐血、肠鸣、腰痛,又治瘿[1],与海藻同功。《刊石药验》曰:"与萝卜或紫苏、冬瓜,入米同煮,最益老人。"酌宜用之。

【注释】

[1]瘿(yǐng):俗称"大脖子病",表现为颈前结喉两侧漫肿或结块,多因忿郁忧思日久,气滞痰凝壅结颈前,或饮食中缺碘导致。

【白话解】

淡菜粥(出自《行厨记要》):功效止泄泻,补肾。查考该物还可治各种劳伤,精血衰少,吐血、肠鸣、腰痛,又治瘿瘤,跟海藻的功效相同。《刊石药验》记载:"与萝卜或者紫苏、冬瓜,加入米一起煮,对老人最有益。"可以适当应用。

【原文】

鸡汁粥(《食医心镜》):治狂疾,用白雄鸡。又《奉亲养老书》:"治脚气,用乌骨雄鸡。"按兼补虚养血。巽为风为鸡,风病忌食。陶弘景《真诰》曰:"养白雄鸡可辟邪,野鸡不益人。"

鸡汁粥(出自《食医心镜》):功效治发狂疾病,用白色雄鸡。另外《奉亲养老书》记载:"可以治脚气,用乌骨雄鸡。"查考该物还可补虚养血。巽卦为风为鸡,风病忌食鸡。陶弘景《真诰》记载:"养白雄鸡可辟邪,野鸡对人无益。"

【原文】

鸭汁粥(《食医心镜》):治水病垂死,青头鸭和五味煮粥。按兼补虚除热,利水道,止热痢。《禽经》曰:"白者良,黑者毒;老者良,嫩者毒。"野鸭尤益病人,忌同胡桃、木耳、豆豉食。

【白话解】

鸭汁粥(出自《食医心镜》):治疗水肿病垂死,可用青头鸭调和五味煮粥。查考该物还可补虚除热,利水道,止热痢。《禽经》记载:"白色的好,黑色的有毒;老的好,嫩的有毒。"野鸭尤其对病人有益,忌同胡桃、木耳、豆豉一起吃。

【原文】

海参粥(《行厨记要》):治痿,温下元。按滋肾补阴。色黑入肾,亦从其类。先煮烂,细切入米,加五味。

海参粥（出自《行厨记要》）：治疗阳痿，温暖下元。查考该物还可滋肾补阴。它色黑入肾，也是依从其种类特色。先煮熟此物，切细后加入米，再加调味料。

【原文】

白鲞粥（《遵生八笺》）：开胃悦脾。按兼消食、止暴痢、腹胀。《尔雅翼》曰："诸鱼干者皆为鲞，不及石首鱼，故独得白名。"《吴地志》曰："鲞字从美，下鱼，从鲞者非。"煮粥加姜豉。

【白话解】

白鲞粥（出自《遵生八笺》）：功效开胃悦脾。查考该物还可消食、止暴痢、腹胀。《尔雅翼》记载："各种鱼干都叫鲞，不过都比不上石首鱼，所以只有石首鱼干单独称作'白鲞'。"《吴地志》说："鲞字，本来上面是'美'，下面是'鱼'。现在写作'鲞'是错的。"用它煮粥要加姜和豆豉。

下品三十七

酸枣仁粥（《圣惠方》）：治骨蒸不眠。水研滤汁，煮粥候熟，加地黄汁再煮。按兼治心烦，安五脏，补中，益肝气。《刊石药验》云："多睡生用，便不得眠。炒熟用，疗不眠。"

【白话解】

酸枣仁粥（出自《圣惠方》）：功效治骨蒸潮热、不眠。加水研磨滤出汁液，煮粥等快熟时，加入地黄汁再煮。查考该物还可治心烦，安五脏，补中，益肝气。《刊石药验》记载："如果睡眠过多，用生的酸枣仁，就不能入眠。炒熟用，治失眠。"

【原文】

车前子粥（《肘后方》）：治老人淋病，绵裹入粥煮。按兼除湿，利小便，明目，亦疗赤痛，去暑湿，止泻痢。《服食经》云："车前一名'地衣'，雷之精也，久服身轻，其叶可为蔬。"

　　车前子粥（出自《肘后方》）：功效治老人淋病，用丝绵包裹放入粥中煮。查考该物还可除湿，利小便，明目，也治疗眼睛赤痛，去暑湿，止泻痢。《服食经》说："车前又名地衣，是雷的精华，久服身体轻健。叶子可作蔬菜。"

【原文】

　　肉苁蓉粥（陶隐居《药性论》）：治劳伤、精败、面黑，先煮烂，加羊肉汁和米煮。按兼壮阳，润五脏，暖腰膝，助命门相火[1]；凡不足者，以此补之。酒浸，刷去浮甲蒸透用。

【注释】

　　[1] 命门相火：此处指肾阳。命门，生命的关键，一般指右肾，出自《难经》"肾两者，非皆肾也，其左者为肾，右者为命门"。相火，与心之君火相对而言，一般指寄居于肝肾二脏的阳火。

【白话解】

　　肉苁蓉粥（出自陶弘景《药性论》）：功效治虚劳伤损、精败、面黑。先煮烂肉苁蓉，再加羊肉汁混合米一起煮。查考该物还可壮阳，滋润五脏，温暖腰膝，助命门相火。大凡阳气不足的人，以此补养。用酒浸，刷去表皮浮起的鳞甲，蒸透后应用。

牛蒡根粥(《奉亲养老书》):治中风口目不动,心烦闷。用根曝干,作粉入粥,加葱椒五味。按兼除五脏恶气,通十二经脉。冬月采根,并可作菹,甚美。

【白话解】

牛蒡根粥(出自《奉亲养老书》):功效治中风后口目不能动,心中烦闷。把根晒干,制成粉加入粥中,再加葱、椒和各种调味料。查考该物还可除五脏恶气,通十二经脉。冬季采根,还可以做成腌菜,很美味。

郁李仁粥(《独行方》):治脚气肿,心腹满,二便不通,气喘急。水研绞汁,加薏苡仁入米煮。按兼治肠中结气,泄五脏膀胱急痛。去皮,生蜜浸一宿,漉出用。

【白话解】

郁李仁粥(出自《独行方》):功效治脚气水肿,心腹胀满,二便不通,气息喘急。加水研碎绞汁,加薏苡仁一起放入米中煮。查考该物还可治肠中结气,泄五脏膀胱拘急疼痛。去除外皮,用生蜜浸一宿,滤出后应用。

大麻仁粥(《肘后方》):治大便不通。又《食医心镜》:"治风水腹大,腰脐重痛,五淋涩痛。"又《食疗本草》:"去五脏风,润肺。"按麻仁润燥之功居多,去壳煎汁煮粥。

【白话解】

大麻仁粥(出自《肘后方》):功效治大便不通。另外《食医心镜》记载:"可治风水腹大,腰间脐部沉重疼痛,各种小便淋漓涩痛。"又据《食疗本草》记载:"可去除五脏风气,润肺。"查考麻仁应用以润燥的功效居多,去除外壳,煎汁煮粥。

【原文】

榆皮粥(《备急方》):治身体暴肿,同米煮食,小便利立愈。按兼利关节,疗邪热,治不眠。初生荚仁,作糜食,尤易睡。嵇康《养生论》谓"榆令人瞑"也。捣皮为末,可和菜菹食。

【白话解】

榆皮粥(出自《备急方》):功效治身体暴肿。同米一起煮后食用,小便一通利即痊愈。查考该物还可通利关节,治疗受邪发热、失眠。初生的榆荚仁,磨烂食用,更有助于睡眠。嵇康《养生论》曾说"榆令人入睡"。将榆皮捣成粉末,可拌和腌菜食用。

桑白皮粥(《三因方》)[1]：治消渴。糯谷炒拆白花同煮。又《肘后方》治同。按兼治咳嗽吐血，调中下气。采东畔嫩根，刮去皮，勿去涎，炙黄用。其根出土者有大毒。

【注释】

[1]《三因方》：即《三因极一病证方论》，宋代陈言著，内容主要包括三因致病学说、五运六气等。陈言，字无择，青田（今属浙江）人，南宋医家，精于方脉。

【白话解】

桑白皮粥（出自《三因方》）：功效治消渴。将糯谷炒至爆白花后与桑白皮同煮。另外，《肘后方》主治相同。查考该物还可治咳嗽吐血，调中下气。采桑树东侧嫩根，刮去外皮，不要去涎，炙黄用。根如果露出地面的有大毒。

【原文】

麦门冬粥(《南阳活人书》)：治劳气欲绝，和大枣、竹叶、炙草煮粥。又《寿世青编》："治嗽及反胃。"按兼治客热、口干、心烦。《本草衍义》曰："其性专泄不专收，气弱胃寒者禁服。"

麦门冬粥（出自《南阳活人书》）：功效治劳损气息快要断绝，和大枣、竹叶、炙甘草一起煮粥。此外《寿世青编》记载："可治咳嗽和反胃。"查考该物还可治外热、口干、心烦。《本草衍义》记载："其特性专于泄利而不收敛，气弱胃寒的人禁服。"

【原文】

地黄粥（《臞仙神隐书》）：利血生精，候粥热再加酥、蜜。按兼凉血生血，补肾真阴。生用寒，制熟用微温，煮粥宜鲜者，忌铜铁器。吴旻[1]《山居录》云："叶可作菜，甚益人。"

【注释】

[1] 吴旻：按《本草纲目》所引，当作王旻，唐时人。

【白话解】

地黄粥（出自《臞仙神隐书》）：功效活血生精，等到粥热时再加入酥、蜜。查考该物还可凉血生血，补肾中真阴。生用性寒，制熟用性微温，煮粥应该用新鲜的，忌用铜铁器煮。王旻《山居录》记载："叶可当作菜，对人很有益。"

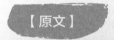

【原文】

吴茱萸粥（《寿世青编》）：治寒冷、心痛、腹胀。又《千金翼》酒煮茱萸，治同。此加米煮，检开口者，洗数次用。按兼除湿、逐风、止痢。周处《风土记》："九日，以茱萸插头，可辟恶。"

【白话解】

吴茱萸粥（出自《寿世青编》）：功效治寒冷、心痛、腹胀。另外《千金翼方》记载用酒煮茱萸，主治相同。这里加米煮，要选开口的吴茱萸，洗过数次后应用。查考该物还可除湿、逐风、止痢。周处《风土记》记载："（九月）九日，用茱萸插在头上，可辟邪。"

【原文】

常山粥（《肘后方》）：治老年久疟，秫米同煮，未发时服。按兼治水胀，胸中痰结，截疟乃其专长；性暴悍，能发吐。甘草末拌蒸数次，然后同米煮，化峻厉为和平也。

【白话解】

常山粥（出自《肘后方》）：功效治老年久疟。用秫米同煮，在疟疾未发作时服用。查考该物还可治水胀，胸中痰结，截疟是其专长。药性暴悍，能令人作吐。用甘草末拌蒸数次，然后同米煮，能化峻厉药为平和药。

白石英粥(《千金翼方》):服石英法:捶碎水浸澄清,每早取水煮粥,轻身延年。按兼治肺痿、湿痹、疸黄,实大肠。《本草衍义》曰:"攻疾可暂用,未闻久服之益。"

【白话解】

白石英粥(出自《千金翼方》):服石英的方法:捶碎后水浸澄清,每早取水煮粥,能令身体轻健,延年益寿。查考该物还可治肺痿、湿痹、黄疸,收涩大肠止泻。《本草衍义》记载:"治病可短时应用,没听说久服有益。"

紫石英粥(《备急方》):治虚劳惊悸。打如豆,以水煮取汁作粥。按兼治上气,心腹痛,咳逆邪气。久服温中。盖上能镇心,重以去怯也;下能益肝,湿以去枯也。

【白话解】

紫石英粥(出自《备急方》):功效治虚劳惊悸。打成豆粒大小,以水煮后取汁作粥。查考该物还可治气喘,心腹痛,咳逆邪气。久服可以温暖中焦脾胃。此物在上能镇心,因为质重可安定惊怯;在下能益肝,因为质润可去除枯燥。

【原文】

慈石粥（《奉亲养老书》）：治老人耳聋。捶末绵裹，加猪肾煮粥。《养老书》又方："同白石英，水浸露地，每日取水作粥，气力强健，颜如童子。"按兼治周痹风湿，通关节明目。

【白话解】

慈石粥（出自《奉亲养老书》）：功效治老人耳聋。捶成细末，用丝绵包裹，加猪肾煮粥。《奉亲养老书》另有一方："和白石英一同服用，水浸放在露天的地方，每日取水作粥，可令人气力强健，颜如童子。"查考该物还可治周痹风湿，通关节，明目。

【原文】

滑石粥（《圣惠方》）：治膈上烦热，滑石煎水，入米同煮。按兼利小便，荡胸中积聚，疗黄疸、石淋、水肿。《炮炙论》曰："凡用，研粉，牡丹皮同煮半日，水淘曝干用。"

【白话解】

滑石粥（出自《圣惠方》）：功效治膈上烦热。将滑石煎水，加入米一同煮。查考该物还可利小便，荡除胸中积聚，治疗黄疸、石淋、水肿。《炮炙论》记载："每次应用时，研成粉末，用牡丹皮同煮半日，将水淘净曝干用。"

白石脂粥(《子母秘录》)：治水痢不止,研粉和粥,空心服。按石脂有五种,主治不相远,涩大肠、止痢居多。此方本治小儿弱不胜药者,老年气体虚羸,亦宜之。

【白话解】

白石脂粥(出自《子母秘录》)：功效治水痢不止。研成粉加入粥中,空腹时服。查考石脂有五种,主治相差不大,主要是收涩大肠、止痢。此方原本是用来治小儿体弱不耐药力的,老年气体虚羸,也适合。

葱白粥(《小品方》)：治发热头痛,连须和米煮,加醋少许,取汗愈。又《纲目》方："发汗解肌,加豉。"按兼安中,开骨节,杀百药毒,用胡葱良;不可同蜜食,壅气害人。

【白话解】

葱白粥(出自《小品方》)：治发热头痛,连葱须一起加米煮,加醋少许,发汗后即愈。另外《本草纲目》附方记载："发汗解表,加淡豆豉用。"查考该物还可安中,开骨节,除各种药毒,用胡葱最好。不能跟蜜一起吃,否则会令人气机壅塞,对人有害。

莱菔粥(《图经本草》)：治消渴,生捣汁煮粥。又《纲目》方:"宽中下气。"按兼消食、去痰、止咳、治痢,制面毒。皮有紫、白二色,生沙壤者大而甘,生瘠地者小而辣,治同。

【白话解】

莱菔粥(出自《图经本草》):功效治消渴,用生萝卜捣汁煮粥。另外《本草纲目》附方说:"功效宽中下气。"查考该物还可消食、去痰、止咳、治痢,可制约面食之毒。外皮有紫色和白色两种,长在沙壤的形大味甘,长在贫瘠地的形小味辣,主治相同。

莱菔子粥(《寿世青编》):治气喘。按兼化食除胀,利大小便,止气痛。生能升,熟能降;升则散风寒,降则定喘咳。尤以治痰、治下痢,厚重有殊绩。水研滤汁加入粥。

【白话解】

莱菔子粥(出自《寿世青编》):功效治气喘。查考该物还可化食除胀,利大小便,止气痛。生用能升气,熟用能降气;升就散风寒,降就定喘咳。尤其用来治痰、治下痢,用量多效果显著。水磨滤汁加入粥内。

菠菜粥(《纲目》方):和中润燥。按兼解酒毒,下气止渴。根尤良,其味甘滑。《儒门事亲》[1]云:"久病大便涩滞不通,及痔漏,宜常食之。"《唐会要》:"尼波罗国[2]献此菜,为能益食味也。"

【注释】

[1]《儒门事亲》:金代张从正所著综合性医书,注重阐发邪实病机,善用汗、吐、下三法治疗疾病。张从正(1156—1228年),字子和,号戴人,睢州考城(今属河南)人。金代医学家,"金元四大家"之一。

[2]尼波罗国:即今尼泊尔。

【白话解】

菠菜粥(出自《本草纲目》附方):功效和中润燥。查考该物还可解酒毒,下气止渴。用根更好,其味道甘滑。《儒门事亲》记载:"久病大便涩滞不通,以及患有痔漏者,应当经常食用。"《唐会要》记载:"尼波罗国进献此菜,因为能增加食物味道。"

【原文】

甜菜粥(《唐本草》):夏月煮粥食,解热,治热毒痢。又《纲目》方:"益胃健脾。"按《学圃录》:"甜本作'菾'。"一名莙荙菜。兼止血,疗时行壮热。诸菜性俱滑,以为健脾,恐无验。

甜菜粥(出自《唐本草》):夏月煮甜菜粥食用,可以解热,治热毒痢。另外《本草纲目》附方说:"可以益胃健脾。"查考《学圃录》说:"甜字本来写作'恭'。"别名莙荙菜,还可以止血,治疗流行病发高热。各种菜类性味都滑利,前面说健脾,恐怕没有效验。

【原文】

秃菜根粥(《全生集》):治白浊,用根煎汤煮粥。按《本草》不载,其叶细皱,似地黄叶,俗名"牛舌头草",即"野甜菜"。味微涩,性寒解热毒,兼治癣。《鬼遗方》云:"捣汁熬膏药贴之。"

【白话解】

秃菜根粥(出自《全生集》):功效治白浊,用根煎汤煮粥。查考《本草》没有记载此物,它的叶子细而皱,好像地黄叶,俗名牛舌头草,就是野甜菜。味微涩,性寒凉可解热毒,同时治癣。《鬼遗方》记载:"捣汁熬成膏药,贴在患处。"

【原文】

芥菜粥(《纲目》方):豁痰辟恶。按兼温中止嗽,开利九窍,其性辛热,而散耗人真元。《别录》谓能明目,暂时之快也。叶大者良,细叶有毛者损人。

芥菜粥(出自《本草纲目》附方):功效豁痰、除恶气。查考该物还可温中止嗽,开利九窍,它药性辛热,会散耗人的元气。《别录》说能明目,只是暂时能让眼睛明快。叶大的好,细叶有毛的对人有损。

【原文】

韭叶粥(《食医心镜》):治水痢。又《纲目》方:"温中暖下。"按兼补虚壮阳,治腹冷痛。茎名韭白,根名韭黄。《礼记》谓韭为丰本,言美在根,乃茎之未出土者。治病用叶。

【白话解】

韭叶粥(出自《食医心镜》):功效治水痢。另外《本草纲目》附方说:"可以温中暖下。"查考该物还补虚壮阳,治腹痛。茎名叫韭白,根名叫韭黄。《礼记》说韭又叫丰本,意思说最好的部位是根,说的是未出土的茎。治病则用叶。

【原文】

韭子粥(《千金翼》):治梦泄遗尿。按兼暖腰膝,治鬼交甚效,补肝及命门,疗小便频数。韭乃肝之菜,入足厥阴经,肝主泄,肾主闭,止泄精尤为要品。

韭子粥(出自《千金翼方》):功效治梦中滑泄、遗尿。查考该物还可暖腰膝,治梦交效果好,可补肝及命门,治疗小便频数。韭菜是入肝经的菜,走足厥阴经,肝主泄,肾主闭,是止泄精的关键药物。

【原文】

苋菜粥(《奉亲养老书》):治下痢,苋菜煮粥食,立效。按《学圃录》:"苋类甚多,常有者白、紫、赤三种。白者除寒热,紫者治气痢,赤者治血痢,并利大小肠。"治痢初起为宜。

【白话解】

苋菜粥(出自《奉亲养老书》):功效治下痢,用苋菜煮粥食,即有效。查考《学圃录》说:"苋类很多,常见的有白色、紫色、赤色三种。白色的除寒热,紫色的治气痢,赤色的治血痢,并且都能清利大小肠。"治痢疾初发者最合适。

【原文】

鹿肾粥(《日华本草》):补中安五脏,壮阳气。又《圣惠方》:"治耳聋,俱作粥。"按肾俗名"腰子",兼补一切虚损。麋类鹿,补阳宜鹿,补阴宜麋。《灵苑记》有鹿补阴、麋补阳之说,非。

　　鹿肾粥(出自《日华本草》):功效补中、安五脏,壮阳气。此外《圣惠方》记载:"可治耳聋,都是煮粥食。"查考肾俗名腰子,还可补益一切虚损。麋类似鹿,补阳宜用鹿,补阴宜用麋。《灵苑记》有鹿补阴、麋补阳之说,不对。

【原文】

　　羊肾粥(《饮膳正要》)[1]:治阳气衰败,腰脚痛。加葱白、枸杞叶,同五味煮汁,再和米煮。又《食疗心镜》:"治肾虚精竭,加豉汁五味煮。"按兼治耳聋脚气,方书每用为肾经引导。

【注释】

　　[1]《饮膳正要》:元代忽思慧所撰饮食养生专著,内容包括饮食养生原则、食物性味功效、诸病食疗方、饮食禁忌等。

【白话解】

　　羊肾粥(出自《饮膳正要》):功效治阳气衰败,腰脚痛。加入葱白、枸杞叶,同各种调味料煮汁,再加米煮。此外《食疗心镜》记载:"治肾虚精竭,加豉汁及调味料煮。"查考该物还可治耳聋脚气,方书中常常用作肾经引经药。

【原文】

　　猪髓粥(慈山参入):按《养老书》:"猪肾粥加葱,治脚气。"《肘后方》：“猪肝粥加绿豆，治溲涩。”皆罕补益。肉尤动风，煮粥无补。《丹溪心法》：“用脊髓治虚损，补阴，兼填骨髓，入粥佳。”

【白话解】

　　猪髓粥（慈山居士提供）：查考《养老书》说：“猪肾粥加葱，可治脚气。”《肘后方》说：“猪肝粥加绿豆，治小便涩。”它们都少有补益功效。猪肉更易发动风气，煮粥也没有补益作用。《丹溪心法》记载：“用脊髓可治虚损，补阴，并且可填精益髓，放入粥中更好。”

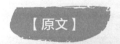

【原文】

　　猪肚粥（《食医心镜》）：治消渴饮水，用雄猪肚，煮取浓汁，加豉作粥。按兼补虚损，止暴痢，消积聚。《图经本草》曰：“四季月宜食之。”猪水畜而胃属土，用之以胃治胃也。

【白话解】

　　猪肚粥（出自《食医心镜》）：功效治消渴症多饮水，用雄猪肚，煮取浓汁，加豆豉煮粥。查考该物还可补虚损，止暴痢，消积聚。《图经本草》记载：“四季最后各十八天适宜食用。”猪是属水的家畜，而胃属土，用此粥是以胃治胃。

【原文】

　　羊肉粥（《饮膳正要》）：治骨蒸久冷，山药蒸熟，研如泥，同肉下米作粥。按兼补中益气,开胃健脾,壮阳滋肾,疗寒疝[1]。杏仁同煮则易糜,胡桃同煮则不臊,铜器煮损阳。

【注释】

[1] 寒疝:指内脏虚寒引起的腹中拘挛、脐周疼痛,一指因寒凝肝脉导致少腹睾丸牵引疼痛。

【白话解】

羊肉粥(出自《饮膳正要》):功效治骨蒸久冷。将山药蒸熟,磨成泥,同羊肉一起,下米煮粥。查考该物还可补中益气,开胃健脾,壮阳滋肾,治疗寒疝。与杏仁同煮就容易烂,与胡桃同煮就不会臊,用铜器煮则会损伤阳气。

【原文】

羊肝粥(《多能鄙事》):治目不能远视。羊肝碎切,加韭子炒研,煎汁下米煮。按兼治肝风虚热、目赤,及病后失明。羊肝能明目,他肝则否,青羊肝尤验。

【白话解】

羊肝粥(出自《多能鄙事》):功效可治眼睛不能远视。将羊肝切碎,加韭子炒研,一起煎汁下米煮。查考该物还可治肝风虚热、目赤,以及病后失明。羊肝能明目,其他的肝就不行,青羊肝尤其有效。

羊脊骨粥(《千金》食治方)：治老人胃弱，以骨捶研，煎取汁，入青粱米煮。按兼治寒中羸瘦，止痢补肾，疗腰痛。脊骨通督脉，用以治肾，尤有效。

【白话解】

羊脊骨粥(出自《千金要方》食治方)：功效治老人胃弱，将骨捶碎，煎取汁，加入青粱米煮粥。查考该物还可治内脏虚寒、瘦弱，止痢补肾，治疗腰痛。脊骨通督脉，用来治肾，特别有效。

麻雀粥(《食治通说》)：治老人羸瘦，阳气乏弱。麻雀炒熟，酒略煮，加葱和米作粥。按兼缩小便，暖腰膝，益精髓。《食疗本草》曰："冬三月食之，起阳道。"李时珍曰："性淫也。"

【白话解】

麻雀粥(出自《食治通说》)：功效治老人虚弱消瘦，阳气虚乏体弱。将麻雀炒熟，用酒略煮，加葱下米煮粥。查考该物还能治疗小便频，温暖腰膝，补益精髓。《食疗本草》记载："冬季食用，可以壮阳。"李时珍说是因为麻雀性淫。

【原文】

鲤鱼粥(《寿域神方》):治反胃,童便浸一宿,炮焦煮粥。又《食医心镜》:"治咳嗽气喘,用糯米。"按兼治水肿黄疸,利小便。诸鱼惟此为佳,风起能飞越,故又动风,风病忌食。

【白话解】

鲤鱼粥(出自《寿域神方》):功效治反胃,用童便浸一晚,烤到外表焦黄后煮粥。此外《食医心镜》记载:"可治咳嗽气喘,用糯米煮粥。"查考该物还可治水肿黄疸,利小便。各种鱼类只有此鱼最佳,乘风能飞越龙门,所以其性能发动风气,有风病者忌食。

【原文】

上煮粥方,上中下三品,共百种。调养治疾,二者兼具,皆所以为老年地,毋使轻投攻补耳。前人有食疗、食治、食医,及《服食经》《饮膳正要》诸书,莫非避峻厉以就和平也。且不独治疾宜慎,即调养亦不得概施。如人参粥,亦见李绛《手集方》,其为大补元气,自不待言,但价等于珠,未易供寻常之一饱,听之有力者,无庸摭[1]入以备方。此外所遗尚多,岂仅气味俱劣之物,亦有购觅难获之品,徒矜博采,而无当于用,奚取乎?兹撰《粥谱》,要皆断自臆见,合前四卷,足备老年之颐养。吾之自老其老,恃此道也,乃或传述及之,不无小裨于世。谬妄之讥,又何敢辞!

【注释】

　　[1] 摭(zhí)：拾取，摘取。

【白话解】

　　上述煮粥方，上中下三品共一百种。调养和治疗，两者兼备，主要是作为老年人调养之品，对于老年人不要轻率地用药物攻补。前人有食疗、食治、食医的说法，以及有《服食经》《饮膳正要》等书，没有不注意避免药性峻厉而使用性味平和之品的。况且不仅治病应该慎重，就是调养也不能一概应用。比如人参粥，也见于李绛的《手集方》，其大补元气的效果自然不用说，只是其价值等同珍珠，难以供常人饱食，只是听任有能力的人购买，无须摘录以备用。此外所遗漏的还很多，不仅是那些气息、味道都不好的物品，也包括难以觅取购获的物品，如果只是夸耀收集得多，却不适于实用，又何必采录呢？这篇我撰写的《粥谱》，大多是根据自己的想法为判断，加上前面四卷，足以备集老年人的颐养内容。我自己养老也就是倚仗这些方法，如果有人传述这些观点，对世人也不是没有益处。如有错误当批评之处，我又怎么敢推辞！

【原文】

是岁季冬月之三日慈山居士又书于尾。

【白话解】

　　是年农历十二月初三日，慈山居士写于书末。